子どもの感染症ケア教本

子どもと対面、接触しているあらゆる人のための安全バイブル

タラ・ウォーカー　著

宮脇利男　監修
今井由美子　翻訳

もくじ
Contents

表 紙
ロザンナ・モーズリー（当時10歳）の作品。
感染症にかかった子どもを世話する際の、
手洗いの重要性を強調しています。

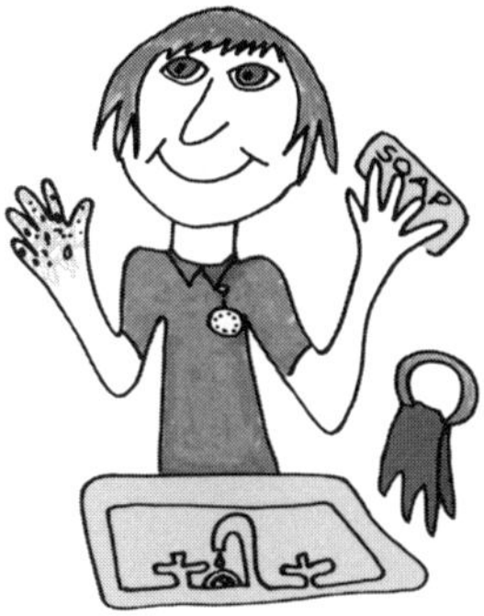

foreword

感染症にかかった子どものケアに

ヒトは母親のからだの中の無菌的環境から生まれ、外界の無数の細菌やウイルスなどの病原体と巡り合い、それらに打ち勝ち大人になって行きますが、時に感染症として思いがけない症状が出て、面食らうことがあります。従って、感染症は子どもを扱う病気のなかで最も多いものであり、古くから「小児医療は感染症に始まり、感染症に終わる」と言われています。当然ながら、子どもの感染症に関する小児科医師向けの教科書や専門書は沢山あります。

しかし、感染症にかかった子どもたちを医療の現場でケアにあたる看護師にとって、感染症を理解するための専門書は、あまりみかけないのが実情です。

本書は、そのような立場から、比較的良くみかける子どもの感染症に焦点を絞り概説し、「感染症の子どもをどのように観察するか」、「手洗いがいかに大切であるか」など、感染症にかかった子どものケアにいかにあたるべきかを、簡潔に語りかけています。しかも、感染症の理解に欠かせない科学的根拠、つまり、細菌やウイルスなどの病原体の生物学的特性、感染経路、病態生理などを分かりやすく説明しています。

また、子どもが感染症にかかってしまったとき、不安なく自宅でケアにあたるための、ご家族のガイドブックとしても役に立つよう心配りされているのが、特筆されます。

子どもの感染症についての文献は、他にも多くありますが、『日常診療に役立つ小児感染症マニュアル』(日本小児感染症学会編、東京医学社)は、さらに理解を深めるために有用でしょう。

小児感染症学会理事長／富山医科薬科大学医学部教授
宮脇利男

本書を小児科で働く同僚たちに捧げます

——私の知人、そしてまだ出会ったことのないあなたに。

タラ・ウォーカー

Australasian Health Education Systems Pty Ltd
(ACN 005 611 626)
trading as
Ausmed Publications
277 Mount Alexander Road
Ascot Vale,Victoria 3032,Australia

小児科医療に携わる臨床家のガイドブックとして

foreword

本書は、小児医療に携わる臨床家向けの専門書に加える価値のある１冊です。感染症にかかった小児のケアをおこなう上で必須の事項がコンパクトにまとめられており、読みやすく、利用しやすいため、臨床上のガイドブックとして手元に置いておくと役立つことでしょう。

さらに、子どもが感染症にかかってしまったとき、自宅でどのようにケアすればよいのかと、不安に感じている親御さんにとっても、すぐれた情報源となるに違いありません。

病院と家庭、いずれの場でも、子どものケアをおこなう際の情報源として本書をご活用されることをお勧めします。

Dr. スティーヴ・カーモード

ニューサウスウェールズ州リズモア
サザンクロス大学
看護・健康管理実務学校準教授

はじめに　～患児の家族にとっても有効

感染症を発病する子どもたちが世界的に増加しています。その原因として次のようなことが考えられます。予防接種率の低さ、予防接種にふさわしい月齢にいたっていない乳幼児の間での感染の広がり、予防接種を行った子どもの発病、予防接種を行ったにもかかわらず充分な免疫がつかない子がいること、そしてワクチンで得た抗体の減衰です。理由はともあれ、感染症にかかった子どもたちをケアする必要性がますます高まっているという事実に、いま看護師は直面しているところです。

私が本書を執筆したのは、感染症にかかった子どもたちのケアに関する、看護師向けの情報源が何もなかったからです。この分野の専門書は治療法に重点を置いたものばかりで、看護について書かれたものがなく、また、こういった専門書はたいへん高価で、看護師が利用しやすいものではありませんでした。

私は随分前から子どもの感染症に関心を持っていました。このテーマを本にまとめたことによって、私自身の知識が増えただけでなく、小児科で働く看護師向けに、使いやすいガイドブックを提供するという、職業上の責任を果たすことができたと信じています。看護師さんたちが、ご自分で知識を深める際の基礎的な資料としてお役に立てればと思っています。

執筆のための調査を行っている際、基本的な感染経路に対する理解が非常に大切であることがわかりましたので、本書の1章目で感染経路についてまとめました。それぞれの感染症についての解説は、アルファベット順に並べました。

私自身が看護師として働いていたとき、感染症にかかった子どもを自宅でどのようにケアするべきか、家族に説明するのが難しいといつも感じていたので、「患児のケアをおこなう人への指導事項」というページに伝えるべき内容をまとめました。もし看護師が、ここに書かれている内容を患児の家族に伝えることができれば、初診から来院が不要になるまでの間、すなわち看護師が奮闘している一様なケアの道のりに、患児の家族が充分すぎるほどの貢献をしてくれるに違いありません。

私が執筆のための調査を楽しんだのと同じくらい、本書を楽しんで読んでいただければと思います。小児科での看護に、実質的で役立つ本と感じていただければ幸いです。

タラ・ウォーカー

第1章 感染症とは

Introduction

感染とは、病原体の体内への侵入を指します。病原体とは、疾患を引き起こす可能性のある微生物です。もし微生物が身体の細胞に深刻な影響を与えないのなら、その感染は無症状（無症候性）です。疾患となるのは、その病原体が増殖し、正常な組織の機能を変化させる場合です。また、人から人へと伝染していく感染症は、伝染病と呼ばれます〈PotterとPerry, 1997〉。

感染の連鎖

病原体にさらされた小児が、必ず感染症にかかるわけではありません。発症に至るか否かは、次の一連の要素に左右されます。

1．病原体

感染症の発症には、必ず病原体の存在があります。例えば、Neisseria meningitidis は、細菌性髄膜炎を引き起こす細菌です。

2. リザーバー

病原体が生息するには、すみかであるリザーバー（自然宿主《しゅくしゅ》）が必要です。生息し続けられれば、病原体は増殖します。

3. 病原体の排出門

病原体は成長、増殖したあと、新しい宿主（ホスト）に入り込むための出口を探さねばなりません。病原体は、様々な手段で新しい宿主に侵入しますが、その主な経路は次のとおりです。

●皮膚、粘膜
●気道、尿路、消化管、生殖器
●血液

4. 感染経路

リザーバーから宿主に感染していく主な経路を、表１－１にまとめました。

5. 病原体の侵入門

病原体は、体内から出ていったときと同じルートで体内に侵入します。主に次の経路があります。

●皮膚、粘膜
●気道、尿路、消化管、生殖器
●血液

表1.1　感染経路

経路と手段	病原体の例
接　触	
1. 直接的接触 人から人へ（糞便―経口）、すなわち感染源と潜在的な宿主が身体的に接触した場合（手を触れるなど）。	A型肝炎ウイルス、赤痢菌（シゲラ）、単純ヘルペスウイルス
2. 間接的接触 感染しやすい人が汚染された物質に接触した場合。 例：針、ガーゼ	B型肝炎ウイルス、RSウイルス
3. 飛沫 離れた場所まで飛散したしぶき（飛沫）に接触した場合。 例：咳、くしゃみ、会話、つばなど。	麻疹ウイルス、インフルエンザ、風疹ウイルス
空　気	
くしゃみや咳によって、空気中に微少の飛沫核や残留物、または気化した飛沫が漂う。ほこりの粒子によって運ばれる場合もある。	結核菌、水痘ウイルス、アスペルギルス（真菌）
感　染　媒　体	
1. 汚染された物質 水 血液 薬品、溶液	コレラ菌 C型肝炎ウイルス 緑膿菌
2. 食品（保存、調理、解凍が適切に行われなかったもの）	サルモネラ菌、大腸菌、ボツリヌス菌
ベクター（媒介動物）	
1. 外的、機械的な伝染	コレラ菌
2. 内的な伝染（虫） 蚊 シラミ ノミ	 マラリア原虫 リケッチア菌（発疹チフス） ペスト菌

6. 感受性者

侵入してきた病原体に感受性のある人、つまり免疫抗体を持たない人だけが、感染症を発病します。また、感受性者は、その微生物の毒性が強ければ強いほど、感染しやすくなります。

病原体が侵入したあとの感染過程には、いくつかの段階があります〈Wong, 1993〉。

その段階とは以下のとおりです。

1．潜伏期――病原体が体内に侵入してから、最初の症状が出るまでの期間。

2．前駆期――体の不調（主に、倦怠感、発熱、嗜眠）がみられ、明確な症状が出現するまでの期間。病原体は成長、増殖し、他人に病気をうつしやすくなる時期です。

3．発症期――症状が進み、病名が特定しやすくなります。小児の場合、原因が細菌性か否かを問わず、深刻な疾患が疑われる場合の判断基準（表１－２参照）があります〈PotterとPerry, 1997〉。

4．回復期――強い症状が消え、感染者は回復の段階へ移ります。

表1.2　症状の重篤度を判断するための、小児の観察基準

観察事項	正常な状態	体調が悪いとき	ひどく体調が悪いとき
泣き方	正常な調子で強く泣くが、満足すれば泣かない。	むせび泣く。クスンクスンと泣く。	弱々しくうめくか、反対にかん高く泣き続ける。
親に対する反応	しばらく泣いて満足する。または泣かない。	断続的に泣く。	刺激にほとんど反応を示さない。
睡眠と覚醒	いったん目覚めたら、起きたままでいる。目覚めがよい。	刺激し続けた場合だけ、目を覚ます。	眠ったままで、目覚めない。
顔色	ピンク	四肢が青白い。先端チアノーゼ。	血色が悪い。チアノーゼ。灰色。まだら。
水分の状態	皮膚と目は正常で、粘膜が湿っている。	皮膚と目は正常だが、口内が乾燥している。	皮膚は腫れぼったく、粘膜は乾燥し、目は落ちくぼむ。
他者との交流	微笑む。機敏である（2ヶ月を越えている場合）	少し微笑むが、機敏さは今ひとつ。	微笑まず、反応が鈍い。機敏さが見られない。

感染に対する管理

感染症の広がりを効果的に防ぐには、看護スタッフが次の事項について正しい知識を持たなければなりません。

●地域、医療機関等の疾病管理ガイドライン

●感染経路

●感染の広がりを防ぐ方法

複数の子どもが、カップ、スプーン、おもちゃを共用したり、一緒に入浴すべきではありません。

間接的な接触による微生物の伝染を最小限にとどめるには、汚染された用具を看護師の制服に接触させないようにしなくてはなりません。

感染の広がりを防ぐもっとも重要な方法は、手洗いです。手洗い用に推奨されている殺菌効果のあるハンドソープを使って、手をすみずみまで清潔にするのが、効果的な手洗い法です。その目的は、手についた汚れと病原体を取り除き、ある一定の期間、細菌の数を減らすことにあります〈PotterとPerry, 1997〉。次のような状況では、看護師に手洗いをお勧めします。

●手が見るからに汚れているとき。

●感染児に接触する前後。

●病原体の感染源（血液、体液、粘膜、汚染された物質）に接触したあと。

●何らかの処置を補助する前。

●処置の内容にかかわらず、処置後に手袋をはずしたあと。

感染が見つかった場合や、感染を予防するためには、次の方法を取ってください〈PotterとPerry, 1997〉。

●ガウン、マスク、手袋、ゴーグルを着用する。

●汚染されたシーツ類を正しい方法で処理する。

●感染している子を院内の他の場所（X線検査室、手術室など）に連れていく際に、エレベーターや廊下といった公共の場ではマスクやガウンを着用させる。

特に、空気感染による感染症を起こした小児の場合、看護は隔離室で行わなければなりません。隔離室は陰圧を保ち、内部の空気が外に出ていくと同時に、ダクトから新鮮な空気を室内に取り込めるようにします。また隔離室内に、シンクと備品を用意しておきます。

飛沫感染による感染症を起こしている小児の場合は、ベッドを離して感染を防ぎます。感染児のケアをおこなう際、隔離法は感染の拡大を防ぐ重要な手段です〈Behrmanほか, 1992〉。感染児に接している看護師は、特定の小児感染症の管理について、公的機関の方針に精通していることが大切です。

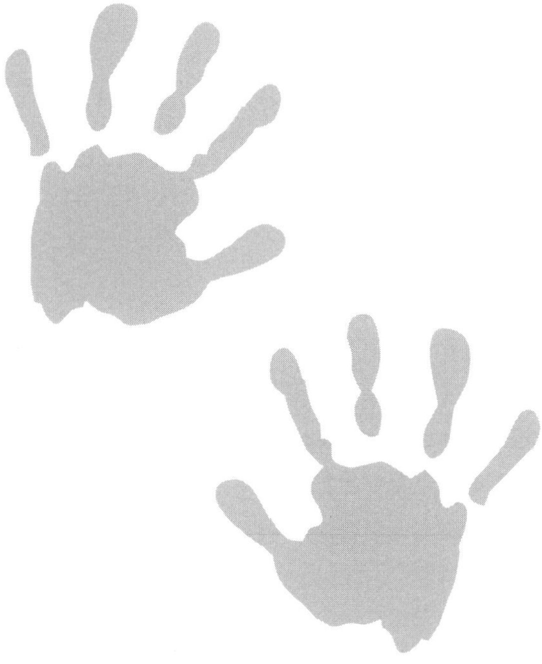

第2章 細菌性髄膜炎

Bacterial Meningitis

小児の細菌性髄膜炎について述べる前に、まず、成人と小児の神経系の相違点について、まとめておきます。

小児の中枢神経系の特徴

Wong〈1993〉は、小児と成人における、神経系の違いとして次の点を挙げています。

●乳児の脳の重量は、大人の2/3である。1歳ごろには大人の80%、6歳ごろには、およそ90%の重量に達する。

●乳児の脳脊髄液は50ml、対して大人は150mlである。

●末梢神経線維は、出生時には有髄化しきっていない。髄鞘形成が進むに連れ、小児の微細な筋肉と大脳皮質の運動野の整合も進む。

●小児が乳頭浮腫を起こす例は少ない。その理由は、頭蓋骨間の圧力が高まると、開いた泉門と頭骨の縫合線が拡張するためである。

●モロー反射、把握反射、口唇探索反射といった新生児の原始反射は、１歳ごろには見られなくなる。しかし神経系の疾患にともなって再びこれらの反射が起きてくることがある。

細菌性髄膜炎

髄膜炎菌による髄膜炎は、小児の場合、様々な障害や死亡の重大な原因です〈LCDC（疾病管理センター）、1994〉。「髄膜炎」とは、脳の髄膜と脳脊髄液に感染がおよび、炎症性の反応を起こしている状態を指します〈PotterとPerry, 1997〉。一方、メニンギスムス（髄膜症）は、髄膜炎ではないのに脊髄膜に刺激症状を呈するものを指します。薄い髄膜に対して脳が近接していること。また炎症性の反応が限局的に起きること。これが、髄膜炎が生命に関わり、死亡率が高く、長期的な合併症を引き起こすゆえんです。速やかな診断と薬物投与によって命が救われます。髄膜炎は、発症から数時間のうちに乳幼児が命を落とす可能性のある西洋で唯一の疾患なので、迅速な医療ケアが必要です〈Glennie, 1998〉。

●●●髄膜炎の病因●●●

細菌性髄膜炎を引き起こす主な細菌は、年齢によって異なります。生後２ヶ月から12歳までを対象とすると、次の３種類が主な病原体として挙げられます。

●インフルエンザ菌β型（Haemophilus influenzae）
●髄膜炎菌（Neisseria meningitidis）
●肺炎球菌（Streptococcus pneumoniae）

髄膜炎には、中耳炎、副鼻腔炎、咽頭炎、肺炎といった感染症から始まるタイプがよくあります。感染はやがて脳脊髄液に広がります。新生児に髄膜炎を引き起こす病原体の主なものに、大腸菌とB群レンサ球菌があります〈Wong, 1993〉。

病原体は、けがをしたときに皮膚の裂傷から侵入し、脳内の腔や脳脊髄液に到達します。病原体は、次のような状況でも体内に侵入することがあります。

●腰椎穿刺《せんし》部位
●頭蓋骨の骨折
●外科手術

ナイセリアを原因菌とする髄膜炎菌性髄膜炎を起こすことが多いのは、学童期や青年期です。飛沫感染のため、他人と接触する頻度が高いほど、感染リスクが高まります。寄生虫や真菌感染が原因となる髄膜炎も時おり見られます。特にこのケースが多いのは、後天性免疫不全症候群（AIDS）にかかっている小児の場合です〈AshwillとDroske, 1997〉。

●●●髄膜炎の病体生理●●●

脳に侵入した病原体に対して、免疫系が毒性反応を示すと、脳の髄膜が炎症を起こしていきます。この状態が続くと頭蓋骨間の圧力が高まるため、くも膜と硬膜の間に膿がたまります。感染が脳室に達すると脳室周囲がむくんで組織が傷つき、脳脊髄液の閉塞が起こり、水頭症を引き起こします。

毒素の広がりが速いのは、脳脊髄液は栄養素（タンパク質とブドウ糖）を含んでおり、細菌が増殖するのに格好の環境を提供するためです。液体という環境ゆえに、白血球は脳脊髄液を守ることができません（白血球が細菌を退治するには、組織という環境が必要です）。ですから、ほぼ無防備の状態であるうえに、侵入してきた細菌はまたたく間に増殖します。

感染がさらに脳の奥に広がると、毛細管を含む硬膜の血管の浸透性に変化が起きます。この変化によって、くも膜と硬膜の間にアルブミンと水を運ぶ毛細管が増えてタンパク質と水分が集中するため、頭蓋内圧が高まります。

JenkinsonとEdwards〈1998〉の報告によれば、髄膜炎が神経系統へ及ぼす影響で、主なものは次のとおりです。

●聴力、視力の障害

●精神遅滞

●けいれん

●行動上の問題

他の合併症として、次の症状が挙げられます。

●脳神経の機能不全

●脳膿瘍

●抗利尿ホルモン不適切分泌症候群（SIADH）

髄膜炎を発生しやすい年齢、性別

生後１ヶ月から５歳までの乳幼児がもっとも多く罹患しますが、第２のピークは15歳から19歳の青年期であることが指摘されています〈JenkinsonとEdwards, 1998〉。

男児は女児よりも罹患率が高く、託児所、幼稚園、共同生活等で、日常的に他者と密接な接触をしていると、感染の危険度が増します。インフルエンザB型菌による髄膜炎の発生は、乳幼児への予防接種が開始されてから減少しています〈AshwillとDroske, 1997〉。

●●●髄膜炎の臨床症状●●●

症状に早く気付くことが非常に大切です。症状の現れる順序は一様でなく、その子の年齢や、先行している症状の継続期間に左右されます〈Glennie, 1998〉。乳幼児の場合は、一般に症状が明確でない場合が多く、病名が特定しにくくなります〈Wong, 1993〉。

髄膜炎による点状出血性の発疹かどうかは、発疹部にガラスを押し当てると判断できます。髄膜炎の発疹ならば圧迫しても消えず、ガラスを通して赤みが見えます。早急に医師の診察を受けてください。初期の段階では、斑点状の丘疹が出ることもありますが、通常は、やがて点状出血、または紫斑病のような、押しても消えないタ

表2.1　髄膜炎の臨床徴候

新生児	幼児	学童期から青年期まで
乳を飲まない、食欲がない 筋肉に締まりがない しみがあったり、青白い肌 嘔吐 下痢 甲高く、うめくような泣き声 低体温／高体温 無呼吸 敗血症 けいれん 播種性（はしゅせい）血管内凝固症候群	発熱 嘔吐 かんしゃく 食欲不振 けいれん 甲高い声で泣く 泉門が膨らむ	強い頭痛 羞明（しゅうめい／光をまぶしがる） 後頸部硬直 発熱 意識レベルの変化 食欲減退 下痢 嘔吐 筋肉／関節の痛み ケルニッヒ徴候（脚とひざを伸ばしたときの痛み） ブルジンスキー徴候（頭を動かすと腰やひざも動く） けいれん（後期の兆候）

〈Potter と Perry, 1997より抜粋〉

イプの発疹に移行します。小児の胴の部分に出ている発疹を観察するには、部屋がかなり明るくなくてはなりません。この発疹は針先ほどの小さな赤い斑点状として身体に現れます。これがやがて、あざや血豆に似た紫色のしみに変わっていきます。肌の色が濃いと発疹が目立たないことがあるので、念入りに確認してください。足の裏、手のひら、口蓋、結膜に注意しておこないます〈Glennie, 1998〉。

予診をおこなう看護師は、このとき患者から得た情報が、診断上の基礎データになるという事実を忘れてはなりません。ですから、正確な身体的評価をおこなうと同時に、問診で疾患の経過を充分に把握することが非常に大切です。

表2.2　診察と問診による確認事項

問診の内容	観察事項
頭痛の有無。 性格の変化が見られるか、イライラしやすいか。 飲み物、食べ物に対する関心の度合い。 吐き気、嘔吐の有無。 水分の補給状態。 最近かかった疾患はあるか。特に、以下の事項の有無を確認する。 ●気道感染症 ●中耳炎 ●手術 ●頭蓋骨折 ●腰椎穿刺	羞明（しゅうめい／光をまぶしがる）の有無。 聴覚障害があるか。 けいれん（まぶたをぴくりと動かすとか、「じろりと見る」症状といった軽いものも含む）が見られるか。 意識レベルの変化があるか。 瞳孔の反応の変化と、項部硬直があるか。 筋肉の状態に何らかの変化が見られるか。

〈Potter と Perry, 1997より抜粋〉

髄膜炎の潜伏期間

■インフルエンザ菌

●潜伏期間：２－４日間。

●感染力：有効な抗生物質による治療が開始されてから、24－28時間後まで。

●咳やくしゃみなどの飛沫と鼻からの分泌物で感染が広がる。

■髄膜炎菌

●潜伏期間：２－10日だが、３－４日間がもっとも一般的。

●感染力：有効な抗生物質による治療が開始されてから、24時間後まで。

●菌が鼻咽頭に運ばれ、気管からの飛沫で感染が広がる〈Davies, 1996〉。

●●●髄膜炎の診断●●●

細菌性髄膜炎にかかっている患児の大半は、白血球増加症を起こしています。この他にも検査結果に現れてくるものがあるか否かは、疾患の持続期間と重症度によります。小児の多くは、下痢による脱水症状を起こし、発熱や嘔吐の症状があるため、代謝性アドーシス（酸性症）に至る可能性があります。尿検査では、ショックや腎血流量の低下による障害の結果、尿タンパクが出るかもしれません。患児が脱水状態になると、尿の比重が高くなることがあります〈Herfほか, 1998〉。

腰椎穿刺は、脳脊髄液の検査資料を集めるうえで不可欠です。脳脊髄液の採取は、中枢神経系の感染を発見する正確な手段と考えられています。次のような場合は、腰椎穿刺をおこなうことはできません。

●泉門の隆起だけでなく、頭蓋内圧が増している確証がある。

●人工呼吸が必要なほど、急激な心肺の機能低下が見られる。

●腰椎穿刺をおこなうときの姿勢が、患児の心肺機能を低下させると考えられる場合。

●腰椎穿刺をおこなう部分の皮膚に感染がある。

●血小板減少症の患児には、当面、腰椎穿刺を避けたほうがよい。

腰椎穿刺は、播柱性血管内凝固症候群（DIC）の兆候あるいは点状出血が見られる小児に適応します。慢性的な血小板減少症で、免疫力の抑制されている子の場合、輸血によって血小板を注入するまで、腰椎穿刺を待ったほうがよいかもしれません。もしこのような理由のために腰椎穿刺の実施を延ばすなら、まずは原因と考えられる病原体への、経験的治療から着手することが大切です〈BuchananとWitt, 1996〉。

脳脊髄液は、感染の初期段階では正常であっても、末期状態では感染が広がりすぎて、宿主が免疫反応に応じられなくなることがあります。多くの症例では、脳脊髄液の検査で次の結果が出ます。白血球成分の好中球分葉核が90％以上、タンパクの増加、ブドウ糖の減少です。脳脊髄液を集めると濁っている場合があります〈Herfほか, 1998〉。

大半の症例では、グラム染色法で髄膜炎の原因である病原体が特定できます。髄膜炎が疑われる場合は、血液、脳脊髄液、鼻咽頭培養を集めなくてはなりません。皮膚の病巣をはがしたものも培養に使えます。確定診断は、採取した血液や脳脊髄液によって病原体を特定、分離したものを元にします〈Herfほか, 1998〉。

髄膜炎によって引き起こされる神経系の変化を診断するには、CTスキャンが必要となる場合もあります。また、次のような症状が引き起こされます。

●局所の神経症状。
●治療開始後も熱が下がらない。
●頭囲が増す。

時々、臨床所見が、髄膜炎よりも脳内腫瘍を示唆する場合があります。このような例では、CTが終わるまで、その子に腰椎穿刺は勧められません。このような所見として、乳頭水腫があります。急激には発症せず、じわじわと症状が現れ始めた場合です。こうした疑いは、乳幼児よりも青年期の患者（特に、静脈洞炎を起こしたあと、頭蓋内症状が少しずつ悪化している場合）に多く持たれます〈RudolphとHoffman, 1987〉。

髄膜炎の管理

先に述べたとおり、髄膜炎は治療に急を要する疾患です。髄膜炎と疑われる患児の隔離をまずおこない、抗生物質を投与し始めてから、少なくとも24時間は隔離を続けなければなりません〈Bolyardほか, 1998〉。細菌性髄膜炎が疑われる子は、速やかに入院させ、点滴で抗生物質を持続的に投与することが非常に大切です。病原体の特定には数日を要しますが、治療は即刻開始します。検査結果を待っていては手遅れになることがあるからです。抗生物質による治療をおこなう判断材料として欠かせないものは、患児の年齢、同年代の子にもっとも多く見られる病原体、さらに脳脊髄液の最初の外観という3種類の要素です。小児の静脈にはカニューレが挿入しにくいかもしれません。カニューレ挿入ができない場合は、筋肉注射で抗生物質を投与します〈AshwillとDroske, 1997〉。

細菌性髄膜炎を起こした新生児の治療には、アンピシリンと、アミノグリコシド抗生物質もしくは第三世代セファロスポリンを用います。新生児期を過ぎた小児や青年期には、アンピシリンとペニシリンGが推奨されています。まず最初は、予想しうる病原菌の大半に対応できる、広範囲抗菌スペクトルをもつ抗生物質を使用します。その後、培養や感受性の結果が出た時点で、薬剤療法を適切に変更します。生後2ヶ月を過ぎた乳幼児には、4日間のデキサメタゾン投与が推奨されています〈Herfほか, 1998〉。

髄膜炎では、合併症である敗血症性ショックへの支援的な管理が必要になるかもしれません。髄膜炎を起こした小児には、内科的、神経学的評価を繰り返し行わないと、心肺、中枢神経、代謝面での合併症が発見できません。持続的な観察を必要とする事項には、バイタルサイン（脈拍数、呼吸数、血圧）、尿量、末梢循環があります。大量の輸液と昇圧剤（ドーパミン）の使用が必要になることもあります。

神経学的評価として、瞳孔の反射、意識レベル、筋肉の運動性、脳神経の兆候を必ずチェックしてください。看護師は、頭蓋内圧の亢進とけいれんの兆候に気付くことが大切です。とりわけ、神経系の合併症を起こす危険性がもっとも高い発症後の72時間が重要です〈Herfほか, 1998〉。急性期には、患児は飲食物を口にすべきではなく、維持輸液量の1/2から1/3で静脈内点滴を受けます〈Wong, 1993〉。

髄膜炎の合併症と予後

Rudolph〈1992〉によれば、予後の状態を左右する要因には、次のものがあります。

- 年齢（１歳未満の乳児に死亡率が高い）
- 病原体の種類
- 発症から治療開始までの期間

表2.3 髄膜炎の合併症	
一般的なもの	一般的ではないもの
脳水腫	閉塞性水頭症
ショック	硬膜下膿瘍
硬膜下水腫	脳膿瘍
けいれんと脳梗塞／脳の壊死	播種性血管内凝固
不適切な抗利尿ホルモン分泌	
難聴（通常はこの疾患のかかり始めに聴覚障害が起きるので、体調がよくなったら定期的に聴力検査をおこなう）	

〈Rudolph と Hoffman, 1987より抜粋〉

感染児と接触した人の調査と予防措置

髄膜炎菌は、患児と保菌者の鼻咽頭に付着しています。この菌は、直接的な接触、特に気道からの飛沫によって広がります。感染者と接触した人が、抗生物質を予防服用すると、感染の拡大を抑えることができます。 どの程度が「密接な接触」なのかという判断基準については、医療従事者間でも混乱が起こりがちです。 疾病管理センター〈1994〉は、「密接な接触」の程度を次のように定義しています。

《対象者と同居している、または発症前の７日間のうち、

５日間対象者と４時間以上過ごしている場合》
つまり感染の危険性がある人とは、
●同居人
●保育施設／幼稚園での接触者

患児の分泌物に接触する医療従事者にも感染の危険性があります。例えば、抗生物質による治療を開始する前に、口対口の人工呼吸を行った場合などです〈Herfほか，1998〉。

感染が拡大する危険度は、接触から２－３日後までがもっとも高いので、接触者はできる限り速やかに抗生物質の投与を受けます。接触から24時間以内に開始するのが理想的です。薬剤は、リファンピシンが適切です。この薬は安全で、髄膜炎菌を鼻咽頭から取り除く効果が高いと考えられています。リファンピシンにはカプセルと、飲みやすい懸濁剤があります。この薬の副作用として報告されている主な症状は、吐き気、嘔吐、下痢、けいれん、上胃部の痛みです。リファンピシンを服用すると、尿、唾液、汗、涙がオレンジまたは赤色になる点は、あらかじめ伝えておかねばなりません。コンタクトレンズが変色することがあるので、装用しないようにします。妊婦には望ましくないので、セフトリアクソンで代用します。リファンピシンは、経口避妊薬の効果を阻むため、避妊は別の手段を考えます〈Herfほか，1998〉。

感染者と密接な接触をしていない人が抗生物質を使用しても、髄膜炎を防げるか否かについては裏付けがないため、勧められません。我が子が、感染者と密接な接触をしたのではないかと不安を抱える親が、医療従事者に圧力をかけてくるという事態も考えられます。髄膜炎の流行について、また予防薬の効果と危険性についての情報を得られれば、医療従事者も助かり、家族側も、髄膜炎の管理について情報に基づいた判断ができるでしょう〈JenkinsonとEdwards, 1998〉。

もし髄膜炎の流行が発生したら、公共機関、両親、教師と密に連絡を取り合うことが最良の方法です。その際は、感染の拡大について、またこの感染症の管理についての最新情報を、代表者が伝えるという方法を取ります〈JenkinsonとEdwards, 1998〉。

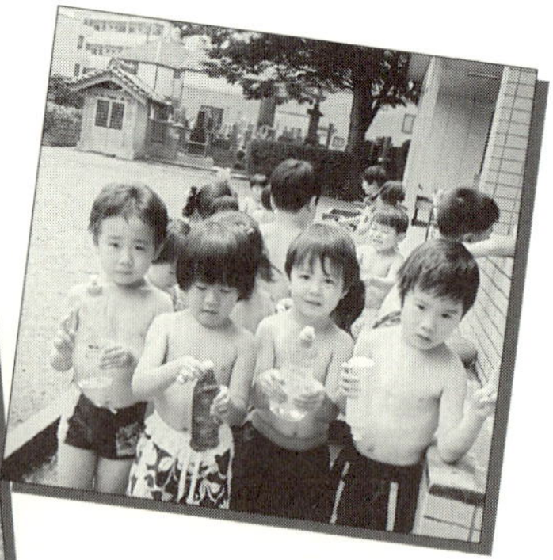

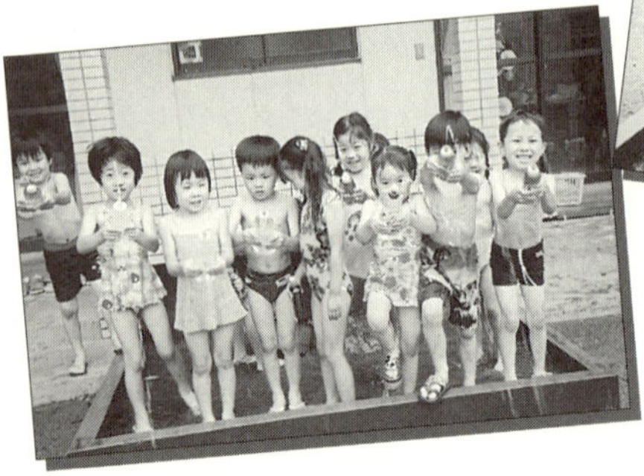

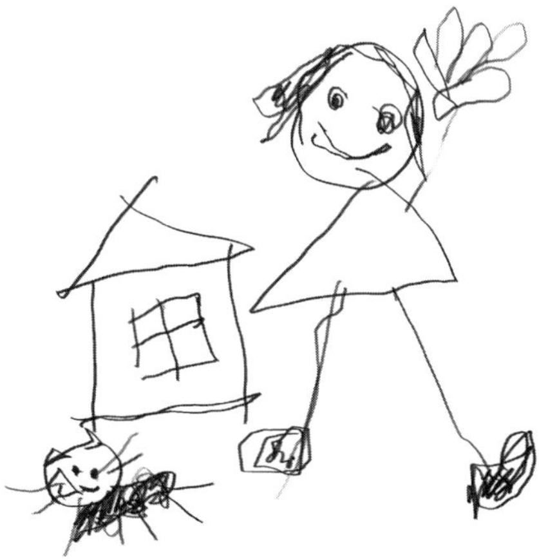

第3章
結膜炎
Conjunctivitis

3

「結膜炎」という用語は、結膜が炎症を起こしている幅広い状態を指します。この炎症の現れ方には、超急性、急性、慢性の3種類があり、原因も感染によるものとそうでないものがあります。結膜炎は、目の充血を起こすもっとも多い原因です〈MorrowとAbbott, 1998〉。目の充血を、Ruppert〈1996〉は次のように定義しています。

《結膜の血管が感染を起こし、毛細血管が破れ、強膜の出血を招いた状態。》

結膜炎の病因

結膜炎のもっとも多い原因は、細菌やウイルス感染によるものです。淋病やクラミジアのような性感染症を原因とする結膜炎は、あまり一般的ではありませんが、感染例は増加しています。全身と眼に重大な影響を及ぼすため、性感染症が原因になる結膜炎がある、という事実を認識することが大切です。

経過の確認と観察

小児が結膜炎にかかる主な原因には、次のものがあります。

●感染（細菌、ウイルス、ヘルペス）
●異物／角膜の擦過
●アレルギー性結膜炎
●全身性の原因

結膜炎の評価には次の事項が含まれます。

■詳細な経過を把握する

経過を把握する際、必ず次の事項を確認します。

●突発的な症状も含めた発症時の状況、その後の進行、症状の持続期間。
●以下について、身体的なデータを取る。痛み、羞明《しゅうめい》、かゆみ、涙、眼の分泌物、眼の動き、見えにくさ。充血の経過とそれに対するケア。充血は片眼か両眼か。
●アレルギーのある人は、すべてのアレルゲン。
●発熱、咳、鼻水といった関連症状の有無。
●自宅、学校、保育所などで、似たような症状の人と接触したかどうか。

■身体の観察

身体の観察では、必ずまぶた、まつげ、角膜、瞳孔、球結膜、眼瞼結膜の外部構造を充分に確認します〈Ruppert, 1996〉。

周辺視野と同様、眼を動かせるかどうかも、評価すべき事項です。視覚の鋭敏さを検査するために、小児用のスネレン視力表を使ってもよいでしょう。網膜までダメージが達していないことを確認するために、眼科検診が必要です〈Ruppert, 1996〉。

■臨床検査

臨床検査データによって、病因が確定します。眼から排出される膿汁を使って、ウイルスや細菌の培養と、感受性検査の両方をおこないます〈Adamsほか, 1996〉。

眼の充血を確認する際、赤くなっている範囲をチェッ

表3.1 結膜炎の原因と症状

原因	漿液	粘液	粘液膿汁	膿汁
ウイルス性	＋	－	－	－
クラミジア感染症	－	＋	＋	－
細菌性	－	－	＋	＋
アレルギー性	＋	＋	－	－
毒性	＋	＋	＋	－

＋ 分泌する　－ 分泌しない　〈Potter と Perry, 1997より抜粋〉

クし、記録しておきます。赤くなっている部分を略図で描いておくのがよい方法で、こうすると治療の効果が確認できます。感染は、結膜に限定している場合と毛様体の部分まで広がっている場合があります。角膜の周囲に紫色になっている部分があれば、毛様体の部分も感染しています〈Ruppert, 1996〉。

細菌感染

分泌物の色と粘性によって、ウイルス性と細菌性の区別ができます。細菌性では、濃い緑色か黄色の目ヤニが出ますが、ウイルス性では、目ヤニに膿が含まれていません。多様な病原体が細菌性結膜炎の原因となります。主なものとして、肺炎球菌 (Pneumococcus)、肺炎レンサ球菌 (Streptococcus pneumoniae)、黄色ブドウ球菌 (Staphylococcus aureus)、ヘモフィルス属菌 (Haemophilus)、髄膜炎菌 (Meningicoccus) が挙げられます。細菌とウイルスの複合性であれば、粘液と膿の混じった厚ぼったい目ヤニがまぶたの裏側を覆うため、経過で分かるはずです。感染児は、目を覚ましたとき、目が開かないと訴えるかもしれません。一方の目に症状が出てから、もう一方に及ぶのは2日から5日後です〈PotterとPerry, 1997〉。

●●●細菌性結膜炎の診断●●●

病原体の特定、および抗生物質への感受性を調べるため、看護師は、患児の結膜を綿棒で拭ったスワブを検査室に回し、細菌培養と感受性検査を依頼します。片眼しか発症していなくても、両眼から採取します。非感染と思われる側の眼から採取したサンプルを培養すると、正常の細菌叢《そう》に関する情報が得られますし、その眼も感染していたら、自家接種が確認できます。診断が不確定なときや、治療しても回復しないときは、結膜擦過もおこなうことがあります。細菌性結膜炎では、白血球の増加が見られます〈Ruppert, 1996〉。

●●●細菌性結膜炎の管理●●●

一般に、この疾患は定型的、すなわち一定期間に一定の経過をたどりますが、細菌性の結膜炎では限局的に抗生物質を投与して治療することが多々あります。ある程度の年齢に達していれば点眼薬が使えますが、乳幼児には、軟膏のほうが使いやすいでしょう。感染した目に、眼帯を当ててはなりません〈AshwillとDroske, 1997〉。

細菌培養と感受性検査は、最適な治療薬を決定する手段として利用されますが、これらの検査にかかる経費が診療行為として認められない場合もあります。検査コスト、利用しやすさ、作用の範囲という各要素を考慮して検査を実施します〈MorrowとAbbott, 1998〉。

●ソディウムスルファセタミドは比較的安価だが、使用時にヒリヒリしたり、刺すような刺激があり、過敏症を引き起こす場合もある。
●エリスロマイシン軟膏は安価で、非常に効果的だが、一部のグラム陰性菌には効果がない。
●ゲンタマイシン、トブラマイシンは先の2種類よりも高価だが、グラム陰性菌を含め、広範囲の抗菌スペクトルを持つ。しかし、レンサ球菌による結膜炎をこの薬品で長期間にわたって治療すると、角膜に潰瘍を生じたり、薬剤毒性上皮障害を起こすおそれがある。
●複合抗生物質の軟膏は、細菌性結膜炎の治療に効果的であるうえ、副作用の発生率も低いことが確認されている。

冷湿布をすると、炎症が少し落ち着くかもしれません。まぶたをベビーシャンプーのような穏やかな洗浄剤で毎日洗って、膿のかたまりを取り除くとよいでしょう〈Wong, 1993〉。

性体験のある青年期の男女や、性的虐待を受けている小児に、淋菌を原因とする結膜炎を発症するケースが増加しています。診断の基準は、化膿の強い結膜炎かどうか、また、性分泌液に膿が混じっているかどうかです。確定診断のために結膜の拭き取り検査をおこないますが、結果を待たずに治療を開始します。患児を眼科医に託して眼への影響をチェックしてもらい、潰瘍性角膜炎を防ぐために全身性の治療をおこなう必要があります〈AshwillとDroske, 1997〉。性的虐待の関与が疑われる場合は、その子を保護するための適切な手段を講じなければなりません〈Wong, 1993〉。

クラミジア・トリコマティスへの感染（トラコーマ）も疑わなければなりません。診断は、結膜上皮を擦過したものを用いてグラム染色法で検査するか、目ヤニを取って、抗体検査をおこないます。原因菌がクラミジアであれば、抗生物質を局部的に使用すると同時に、内服も行わなければなりません〈Wong, 1993〉。

ウイルス感染

急性結膜炎のうち20％は、ウイルスによるものです。結膜炎を起こす主なウイルスはアデノウイルスであり、10歳未満の小児に多い結膜炎です。ウイルス感染症は非常にうつりやすく、上気道の感染から目に広がる場合と、感染者と直接接触して感染する場合があります。ウイルス性結膜炎は、夏期にプールを介してうつるのが一般的です。咽頭炎や発熱が、結膜炎と関連していることが多々あります〈Ruppert, 1996〉。

ウイルス性結膜炎の症状

ウイルス性結膜炎は突発的に発症します。通常は片側の目から始まり、1－2日後に、自家接種によって、もう一方の目にうつります。発症時に風邪と似た症状が出るほか、流涙、涙目、咳、くしゃみといった症状があります。目ヤニはあまり多くなく、確定診断をおこなうためには、充分な経過を知る必要があります。

●●●ウイルス性結膜炎の診断●●●

診察をすると、視力の低下をもたらす結膜の異常が見つかります。耳介前方のリンパ腺に腫れが見られる場合もあり、また結膜の擦過を検体に、ウイルスを特定する方法もあります。ウイルス感染が原因なら、単核細胞が見つかります〈MorrowとAbbott, 1998〉。

上記以外で、小児に結膜炎を引き起こすウイルス感染症の主なものは、次のとおりです。

●流行性角結膜炎（EKC）

●結膜炎／中耳炎症候群

●ヘルペス感染症

■流行性角結膜炎

非常に感染力が強いのが特徴で、原因はアデノウイルス、流行しやすい季節は秋です。上述したすべての症状が出ます。感染した小児の大部分が角膜炎も起こし、光をまぶしがったり、異物感を経験します。角膜が濁り、炎症が進んでいる場合は、眼科医に委託します〈AshwillとDroske, 1997〉。

■結膜炎／中耳炎症候群

原因となるウイルスが複数あります。症状は、易刺激性、咳、粘液膿汁の排出、微熱。目は腫れ、朝、目覚めたときに目が開きません。目と耳の症状が同時に起こります。その後、細菌性中耳炎を起こしますので、抗生物質軟膏で治療します〈Ruppert, 1996〉。

■単純ヘルペスウイルスによる感染

水っぽい目ヤニの出る急性結膜炎の症状があるときは、ヘルペスを疑います。年齢的には1歳から5歳の小児がかかりやすく、たいがい皮膚、または粘膜に傷を作っている人から感染します。眼のヘルペスは、片側だけ感染するのが一般的です。また、まぶたの裏側や角膜に小水疱ができるのがヘルペスの特徴です。
確定診断には、ウイルスの培養やヘルペス抗原の確認が必要です。ヘルペスでは、重症の場合、視力に影響を及ぼすことがあるため、眼科を受診しなければなりません。

●●●ウイルス性結膜炎の管理●●●

ウイルス性結膜炎は、通常、定型的（一定の期間に一定の経過をたどる）です。症状は、最長2週間続きます。発症から1週間は、患児は他人と直接的な接触を避けます。細菌性結膜炎と同じ感染予防法を講じなければなりません。ヘルペス性結膜炎の場合は、抗ウイルス剤での治療が勧められます。患児は1週間後に、偽膜ができていないか確認するために再び診察を受ける必要があります。ステロイド剤の使用は避けてください。その理由は、一部のウイルスを増殖させることがあるうえ、緑内障、白内障といったステロイドが誘発する合併症の危険に子どもをさらすことになるからです〈Wong, 1993〉。

ウイルス性結膜炎の患児のケアをおこなう人への指導事項

次の内容を伝えてください。

●目のあたりを触ったら必ず充分に手を洗い、他方の目や他の人への感染を防いでください。

●家族とタオルを共用しないでください。

●患児の点眼薬を、他の人は使わないようにします。点眼するときは、先端が目に触れないよう注意します〈Ashwill と Droske, 1997〉。

●アイメークで、他方の目が感染したり、再感染を起こすことがあるため、女の子には、アイメークをしないよう伝えます。

●目ヤニが減り、点眼薬を24時間使用するまでは、小さい子どもの登園、登校は控えてください。完全に回復するまで、１週間ほどかかります〈Ruppert, 1996〉。

けがを防ぐ

眼をこすって傷つけないよう注意することも大切です〈Ashwill とDroske, 1997〉。

●乳児には手袋をさせます。

●乳幼児なら、気をそらしたり、目をこすらないよう促します。

●完治するまでコンタクトレンズの装用は避けてください。コンタクトによる再感染を防ぎ、角膜潰瘍の危険性を減らすために、レンズは取り替えたほうがよいでしょう。

第4章 脳炎

Encephalitis

4

あらゆる年齢層が脳炎にかかります。脳炎とはウイルス性疾患、または中枢神経系の感染症によって脳に炎症が起きた状態です。原因は、麻疹、水痘、風疹ウイルスへの感染や予防接種です。死亡した患児の脳組織を顕微鏡で検査するのが、唯一の正確な診断法です。臨床現場では、脳炎の診断を次の条件に基づいておこないます。

●臨床症状

●神経系の症状

●脳炎の流行情報（検査に使用できる組織学的材料がない場合）

神経系の症状は脳炎を思わせるけれど、脳に炎症が起きていない場合（すなわちライ症候群）は、「脳症」と呼ばれます〈AshwillとDroske, 1997〉。

●●●脳炎の病態生理●●●

毒素や感染性の病原体が、通常はリンパ系を通じて体内に侵入します。身体が炎症反応を起こし、この段階で発熱します。さらにウイルスの再生が行われると、２度目の増殖が起き、ウイルス数が一気に増えます。

病原体が血液や末梢神経の経路を通じて広がると、中枢神経系も感染することがあります。中枢神経系の感染による炎症が、脳水腫、細胞の損傷、神経系の機能不全を引き起こします。

神経系が傷つく原因は、ウイルスの侵入によって神経組織が破壊されるためや、ウイルスという抗原に対する、神経組織の反応によるものです。

●●●脳炎の病因●●●

脳炎は通常、先行している疾患に関連して起こります。

●単純ヘルペス、狂犬病、麻疹、水痘、流行性耳下腺炎、風疹といったウイルス疾患はすべて脳炎を引き起こすことが知られている。

●蚊を媒介にした馬の感染症として知られる「馬脳炎」も原因のひとつですが、新生児が脳炎を起こす原因の最たるものは、単純ヘルペス１型です。

●髄膜炎のような他の感染症も脳炎に関与しています。毒性の脳炎では、高ビルビリン血症や、鉛中毒が原因で起こります〈AshwillとDroske, 1997〉。

●●●脳炎の臨床症状●●●

脳炎の徴候と症状は、原因である病原体と冒される脳の部分によって異なります。発症時は軽い症状に過ぎなかったのに、その後昏睡状態に陥って突然死亡する子もいます。一方で、高熱、発作、けいれん、また、短く論理的な内容の幻覚といった症状が出ながらも、何の合併症もなく回復する子もいます〈Behrmanほか, 1992〉。

●脳炎の発症時、小児は泣き叫んだり、腹痛を訴える。吐き気や嘔吐の症状も出るため、全身性の急性疾患と区別がつかない。

●体温が上昇すると、機敏さが失せ、知覚が麻痺したり、とっぴな動きをしたり、けいれんや項部硬直が見られる場合がある。しかしこれらの症状は、髄膜炎に比べ明確でない。

●神経系の徴候は絶えず変化し、トイレトレーニングが済んでいる小児でも、膀胱と腸のコントロールができなくなることがある。理由もなく感情的な苦痛に襲われたり、言語、視覚、聴覚に障害が出ることがある〈Behrmanほか, 1992〉。このような症状に本人は精神的ショックを受け、おびえるようになるため、安心感を与えてあげることが、非常に大切である。

脳炎の特定の型には次のものがあります〈Wong, 1993〉。

●ギラン・バレー症候群

●横断性脊髄炎

- 急性片麻痺
- 急性小脳失調症

●●●脳炎の診断●●●

詳細な経過の把握が欠かせません。問診の際は、次の内容を確認してください〈AshwillとDroske, 1997〉。

- ここ２－３週間に、病気の人や動物と接触したか。
- 蚊やマダニと接触したか。
- 最近、国内または海外旅行に出たか（海外旅行から帰って間もない小児が脳炎による奇妙な徴候や症状を呈することがあるため、海外旅行の有無は質問すべき事項である）。
- 生物学的物質、鉛、銅、カドミウムなどの重金属、農薬、有毒な化学物質に接触したか。

腰椎穿刺を行って脳脊髄液を調べ、特定の管理計画に反応すると考えられる他の疾患の可能性を排除します。脳脊髄液からの培養と感受性検査は必須です。通常、脳炎では脳脊髄液は透明で、白血球数には０から数千までの幅があります。他の疾患の可能性を排除するためには、血液、便、咽頭の拭き取り検査が必要です。排除すべき他の疾患には、真菌または原生動物による感染症があります。異型の細胞があれば、腫瘍の可能性を排除するために、病理学的検査をおこなうべきでしょう。もし培養の結果が陰性であれば、脳の生検または血清の抗体検査をおこなうこともあります。腫瘍や損傷の可能性を排除するには、CTとMRI（核磁気共鳴映像法）検査が適切です。脳炎の場合、程度の差はあれ全般的徐波傾向にあるのが一般的なので、この診断にEEG（脳波図）が役立つことがあります〈AshwillとDroske, 1997〉。

麻疹、流行性耳下腺炎、またはこれに類する感染症にかかって間もない小児は、脳炎を起こす危険度が増し、脳炎の他の徴候に先だって、神経系の不調が起きてくることがあります。また、免疫抑制状態にある小児も、脳炎を起こす危険度が高くなります〈Behrmanほか, 1992〉。

●●●脳炎の管理●●●

脳炎の治療は支持的であり、症状によって異なります。脳炎の原因が明らかになるまでは、アシクロビルと第三世代サイクロスポリンを投与するとよいでしょう。治療は、頭蓋内圧亢進に至る危険性を最小限に食い止めることです。抗けいれん薬の投与もおこないます〈Adamsほか, 1996〉。

予後

いったんウイルスが中枢神経系に達してしまうと、脳が虚弱化する要因が数多くあります。

- リンパ液の排出がない。
- 中枢神経系にはリンパ節がない。
- 血液脳関門は体液性免疫と細胞性免疫成分の進入を遅

らせる。

脳炎の長期的な影響に関しては個人差が大きく、脳炎の原因となったウイルスの種類や冒された脳の部分によって異なります（Katzほか, 1998）。

脳炎をおこした小児の看護法

入院を必要とし、脳炎と診断された小児には、次の事項について持続的な観察をおこないます〈Adamsほか, 1996〉。

●意識レベル、行動、頭痛、後頚（頸）部硬直についての変化
●脈、呼吸、瞳孔反応の変化
●けいれん発作

体温は、小児の平熱の範囲内を維持していなくてはなりません。発熱によって、脳の代謝と代謝需要が進みます。解熱剤を投与し冷湿布を当て、薄着にさせます。もし高熱が出たら、冷却毛布を使用しますが、この毛布は体温を急速に下げることがあるので、こまめに検温することが必要です。冷却用具を使うと末梢の血行が悪くなって皮膚が崩れることがあるため、皮膚の状態も確認しなければなりません〈Wong, 1993〉。

体液と電解質のバランスが重要です。水分の摂取量と排出量を、体液のバランス表を使って確認しなければなりません。体液が増えすぎると次のような徴候が出ますので、注意してください。

●体重の増加
●電解質のアンバランス
●浮腫
●意識の変化

〈AshwillとDroske, 1997〉

小児が強い頭痛を訴える場合は、痛みの管理が重要です。ペインスケールは、痛みの度合いと型の判断に役立ち、ふさわし

い無痛法の選択に利用できます。気を散らしたり、リズミカルな呼吸法を行ったり、皮膚を刺激するという方法も、痛みをやわらげるのに役立ちます。光と騒音を減らすと、頭痛の管理がしやすくなります〈PotterとPerry, 1997〉。

脳炎は、症状が重く回復までに時間がかかりますし、神経系に長期的な問題を抱えるのではという不安は、患児の家族にとってたいへんなストレスになります。看護師は、このストレスの多い時期、家族に適切なケアをしてあげなければなりません。家族には、自分たちが抱えている不安を口に出せる機会が必要です。宗教的なサポートやソーシャルワーカーが、この病と闘っている家族の力になるかもしれません。

第5章
EBウイルス感染症（伝染性単核症）

Epstein Barr Virus
Infectious Mononucleosis

伝染性単核症についてもっとも古い記録とされているのは、ロシアの小児科医Filatovが1885年に観察した臨床例をまとめたものです。ドイツ人内科医のPfeifferが、1889年にFilatovの記述を補足し、1920年には、SpruntとEvansが、「伝染性単核症」という病名を初めて用いました。2人は、異型リンパ細胞の存在など、この疾患に関与する血液学的変化に注目しました。Paulとbunnellは、1932年に彼らの研究を継承し、伝染性単核症に関連する異好性抗体の上昇について調べました。以上の研究者による観察が、現在においてもなお診断の材料になっています〈SchallerとCounselman, 1995〉。伝染性単核症は、一般に「腺熱」と呼ばれています〈AshwillとDroske, 1997〉。

EBウイルス感染症の病理

1960年に、ようやくEBウイルス（Epstein Barrウイルス）が伝染性単核症の原因であることが判明しました〈SchallerとCounselman, 1995〉。

●潜伏期間は、4－5週間。
●このウイルスは、発症以前に感染が広がるため、感染力のある期間は定かでない。
●キャリアには自覚症状がないのが一般的。
●伝染性単核症は、唾液、親密な接触、血液によってうつる。
●最初に感染する場所は、上皮細胞、耳下腺、Bリンパ球である。

EBウイルスは、伝染性単核症への関与のみならず、バーキット・リンパ腫や鼻咽頭ガンを起こす補助要因です〈Mottほか, 1990〉。

●●●EBウイルス感染症の臨床症状●●●

伝染性単核症は、健康な小児を襲います。臨床徴候は、軽いものから、重篤なものまで多様です。発症の徴候には次のようなものがあります。

●発熱
●滲出性咽頭炎
●リンパ節症
●肝脾腫
●斑丘疹
●不定愁訴
●疲労感
●吐き気、腹痛

小児では2－4週間不調が続き、緩やかに回復します。合併症を起こさなければ、予後は良好です。

小児が医療機関を訪れたときに、すべての徴候と症状を書き留めておいてください。評価の際は、次の事項を確認します〈Adamsほか, 1996〉。

●咽頭を診て、喉に赤味や腫れがないか注意する。

●発疹の有無をチェックし、発疹があれば、その分布と外観を、細部にわたって記録する。

●肝臓と脾臓の腫大を確認するために、触診する。

●体温、栄養、水分の状態を確認する。

EBウイルス感染症の合併症

次の合併症を起こす危険性があります。

●脾臓の破裂、発症から2週目に起こることがもっとも多い。破裂が外傷に結びつくので、検査中は、触診と同じようにやさしく扱う。

●扁桃と咽頭がひどく腫れている場合は、呼吸機能が低下する。

●神経系の合併症、例えばけいれん、運動失調、後頸部硬直、髄膜炎、ベル麻痺、横断性脊髄炎、脳炎、ギラン・バレー症候群。

●肺炎と心筋炎。頻発する合併症だが、通常は消退する。

●疾患が進むと肝炎を起こす。

これら合併症の結末は、ウイルスの強さと合併症の進行度次第で変わります〈Mottほか, 1990〉。

EBウイルスに感染した小児の看護法

この疾患は一般的に定型的経過をたどり、治療は支持的です。合併症は、対症的治療を施します。扁桃の腫れの管理にステロイド剤を使いますが、免疫抑制につながる可能性があるため、経過観察が必要です。これまでアシクロビルが治療に使われてきましたが、特に際だった効果は認められていません。喉の感染がひどいときに限って、抗生物質を使用します〈SchallerとCounselman, 1995〉。

症状の激しい段階では、ベッドで安静にしなければなりませんが、通常の活動に戻れるくらい体調が回復しても、脾臓の大きさが元に戻るまでは、他人と接触するスポーツを避けたほうがよいでしょう。患児の家族は、この疾患の回復には時間がかかり、疲労感が長期間続くことも頭に入れておかなければなりません。両親とも仕事に出ている場合は、保育者への指示が必要です。学校を長期間欠席しなければならず、学業が遅れる心配があるなら、自宅で勉強ができるよう学校に相談してみましょう。

栄養と水分補給を管理します。もしその子に食欲がなければ、三度の食事よりも、軽食を何度も食べさせるほうが有益かもしれません。喉に痛みがあるときは、ミルクシェイクやゼリーがふさわしいでしょう〈Wong, 1993〉。

第6章
蠕《ぜん》虫感染症
Helminths

蠕《ぜん》虫とは、寄生虫としてヒトの体内に生存する虫を指す用語です。全世界の人口の半数以上の人に蠕虫の感染がみられます。その生活環境から、公衆衛生を維持するのが難しい地域に暮らす人々が、生活の質をさらに落とす主な原因と考えられているのが蠕虫です。こういった国々への旅行者、反対にこれらの国々から先進国への移住者が増加するに連れ、西洋諸国での蠕虫感染者も増えてきました〈Mottほか, 1990〉。

小児に影響を及ぼす蠕虫は、3種類に分類されます。すなわち、サナダムシ、吸虫、回虫です〈Anon., 1992〉。

小児は口に手を入れることが多く、便の汚染に影響を受けやすいので、大人よりも多く感染がみられます。Adamsら〈1996〉が挙げた、寄生虫感染の原因は次のとおりです。

- 便が口に入った場合。
- 他の宿主に汚染されたトイレットペーパーからの感染。

●皮膚からの侵入または、血液を吸う虫に刺された場合。

●●●蠕虫感染症の管理●●●

治療は、分離された蠕虫の退治にふさわしい薬剤の投与によっておこないます。家族全員が治療を受けるべきでしょう。感染者の排泄物の扱いに注意したり、ひとりひとりが衛生的習慣を身につけるよう、家族を指導することも不可欠です〈Adamsほか, 1996〉。

駆虫薬が全世界、特に発展途上国に与える影響は、健康問題を扱う文献で広く強調されてきました〈Mackenzie, 1993〉。蠕虫感染の規模の大きさと、その退治に用いられてきた薬品の効果との間には大きな隔たりがあります。化学療法は、蠕虫感染の管理をするうえで、もっとも重要な手段です。駆虫薬の使用には、好ましくない副作用や、患者が積極的に服用しないなど、重大な問題が横たわっています。駆虫薬への抵抗という新たな問題は、蠕虫感染の解決に潜在する深刻な問題と考えられています〈Mackenzie, 1993〉。

表6.1　主な寄生虫感染のまとめ

寄生虫	感染経路	症状	診断法	治療
回虫／カイチュウ（Ascaris lumbricoides）	汚染された土や食物から寄生虫の卵を摂食、玩具や指から口を介して感染。	腹痛、腹部の膨張、間質性肺炎、腸閉塞、胆汁の汚染による嘔吐。	便の塗布標本	メベンダゾール ピランテル パモエート
蟯虫／ギョウチュウ（Enterobius vermicularis）	寄生虫の卵を摂食か吸入、手から口を介して感染。	夜間の肛門のかゆみ、不眠。	テープ検査 顕微鏡検査	メベンダゾール ピランテル パモエート
サナダムシ（Taenia saginata）	感染している牛肉や豚肉の摂食や、肉を触った手から口を介して感染。	自覚症状がない、便に寄生虫の一部が見える。腹痛、吐き気、食欲不振、体重減少、不眠。	便の塗布標本 顕微鏡検査	ニクロスアミド
鉤虫／コウチュウ（Necator americanus）	汚染された土に手を触れた際に、皮膚を通じて感染。	皮膚炎、貧血症、血液の減少、間質性肺炎、栄養不良	便の塗布標本 顕微鏡検査	ピランテル パモエート

〈Anon, 1992から抜粋〉

蟯虫に感染している小児の看護法

寄生虫に感染している小児の看護では、便を集めて、塗布標本検査に出す作業が含まれます。便の標本は尿で汚れていないものが望ましいのですが、なかなか難しいものです。特に低年齢児では、うまくいきません。キッチン用のラップを便器か幼児用の便座に広げて行ってもよいでしょう。おむつをしている子なら、おむつから便を採取します。便を採取する際に、滅菌法をおこなう必要はありません。清潔な舌圧子(ぜつあつし)を使って便を集め、適切な入れ物に詰めてください。入れ物には、小児の名前、採取した日時を書いておきます。検体は専用の袋に入れ、速やかに検査室に運びます〈Wong, 1993〉。

医療従事者は、糞便－経口のルートで、患者から蟯虫感染する危険があります。下痢をしたり、便を失禁した小児の看護をしたあと、手洗いが不充分なために感染するケースが一般的です。洗面所やトイレの設備を通じて、寄生虫が医療従事者、家族、訪問者に感染する場合もあります。また、蟯虫感染している調理場の職員や、害虫によって汚染された食品から院内感染が広がる可能性があります。他の感染経路として考えられるものには、便－皮膚のルートや、スコープや腸に使用するプローブのような医療用具の汚染があります。便で汚れた器具や設備は清潔にしなければなりません。できればオートクレーブか、エチレンオキシドガスで滅菌してください〈Lettau, 1991〉。

蟯虫感染患児のケアをおこなう人への指導事項

看護スタッフは、蟯虫感染している小児の管理について、家族に指導しましょう。患児のケアをおこなう人には、家族全員が感染の有無を検査し、一斉に治療する必要性と論理的根拠を伝えなくてはなりません。感染には別の経路もあることや、家族間での交差感染を防ぐ方法を指導しましょう〈Wong, 1993〉。

家族に予防法を指導するのは、看護師の重要な仕事のひとつです。小児のケアをおこなう人は、衛生面と健康面での望ましい習慣を理解していなくてはなりません〈Sinclair, 1997〉。具体的には、次の事項に注意します。

●食事前や排泄が済んだあと、洗浄剤を使って手を洗います(爪の間も)。

●口に手を入れたり、爪をかむ癖はやめさせます。

●水洗式トイレを使うようにします。水洗で排泄物を処理すれば、感染原因になりうる物質との接触が最小限に抑えられます。

●トイレの清掃には、漂白剤を使ったほうがよいでしょう(その際、危険な洗剤の正しい保管の方法について、親に指導すること)。

●手で肛門の周囲をかかないように教えます。

●ペット（犬と猫）を、子どもが遊ぶ部屋や砂場に入れないようにします。砂場は、使わないときには覆いをしてください。

●野菜と果物は食べる直前に洗います。

●おむつはまめに交換し、衛生的な方法で捨てます。

●子どもにおむつをさせたまま泳がせないようにします。

●戸外の水は、煮沸してから飲みましょう（キャンプ、キャラバンなど）。

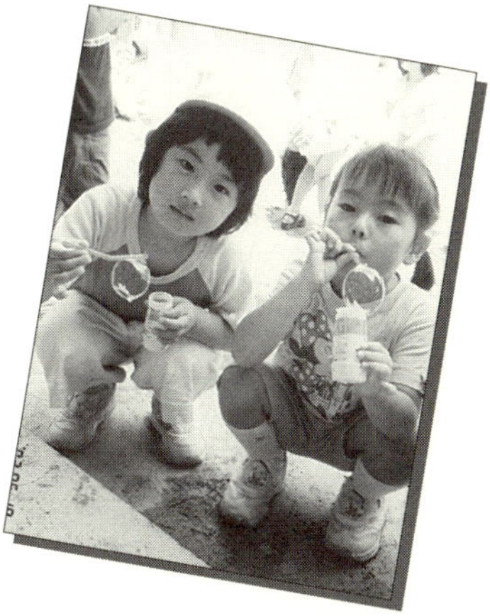

第7章 肝炎
Hepatitis

7

肝炎は、肝臓の急性もしくは慢性の炎症です。肝炎は、数種類の異なったウイルスや、毒素、疾患によって引き起こされます。肝炎の型は違っても、診断法と治療法には類似点があります。もっとも一般的なウイルス性肝炎を表7.1にまとめました。風疹ウイルス、サイトメガロウイルス、単純ヘルペス、EBウイルスも小児の肝炎の原因になります。

●●●肝炎の病因●●●

A型肝炎（HAV）感染例の多くに保育所が関わっています。保育所内でA型肝炎に感染する危険度は、２歳未満でおむつをしている入所児の数が多いと高くなります。A型肝炎ウイルスは、臨床徴候が現れる前の２－３週間に排出されますので、しっかりとした手洗いが実行されていない施設では、徴候が出始めた２－３週間後に感染の拡大がよく見られます〈Mottほか, 1990〉。産業化された国々では、A型肝炎は、青年期や成人になってからの感染が大半を占めます。

B型肝炎（HBV）は、衛生状態のよくない発展途上国で多く見られます。もっとも感染しやすいのは5歳未満の乳幼児ですが、成人の70－90%は感染経験があり、8－15%は、慢性肝炎を患っています。B型肝炎ウイルスへの感染は、国を問わず、急性および慢性肝炎を発症する最たる原因です〈Bolyardほか, 1998〉。

肝炎の病態生理

肝炎ウイルスは、肝臓の実質細胞の壊死を引き起こします。炎症反応によって、肝臓の排液系が腫れ、機能が低下します。その結果、胆汁が滞り、肝細胞の破壊が進みます。胆汁が肝臓から腸へと排出されなくなるため、血中に流れ込み（高ビリルビン血症）、尿（ウロビリノーゲン過多）や皮膚（肝細胞性黄疸）に異常が出ます。

肝炎に感染しても、無症状（不顕性感染）だったり軽い症状で終わることがあります。この場合、肝細胞の完全な再生は、2－4ヶ月以内に起こります。より症状の重い肝炎には、次のものがあります。

■激症肝炎

1－3週間以内に肝臓の壊死が起こり、死亡する場合がある。

表7.1　肝炎の主な原因				
型	**感染**	**潜伏期間**	**症状**	**予後**
A型肝炎（HAV）	糞便ー経口	15ー50日間。もっとも感染力が強いのは1ー2週間で、発症から25ー30日間	小児では、軽いインフルエンザ様症状で黄疸はない。青年期では、発熱、倦怠感、吐き気、黄疸。	良好。回復後は、生涯免疫となる。
B型肝炎（HBV）	血液、血液製剤、周産期（妊娠20週間目から分娩後28日目まで）の分泌物、性交渉	50ー180日間	発症から4ヶ月間はA型と同じ。無症状から生死に関わるものまで、重症度に幅がある。大半の小児は無症状で、新生児の90%はキャリアとなる。	良好。回復後は、生涯免疫となる。
C型肝炎（HCV）	血液、血液製剤	14ー180日間	A型と同じ。	50%は慢性肝炎、肝硬変、ガンに移行。
デルタ肝炎（HDV）	血液、血液製剤。地中海沿岸諸国、注射器の使用者、血友病患者に多い。HBV感染者のみ感染する。	21ー90日間	B型にともなうが、B型をはるかに重症化させる。	他の型よりも、急性肝炎に移行しやすい。
E型肝炎ウイルス（HEV）腸内感染する非A型非B型肝炎	糞便ー経口	15ー60日間	A型に似た感染症。先進国ではまれ。	妊娠中の女性は死亡率が高い。

〈Ashwill と Droske, 1997〉より抜粋

■亜急性肝炎、または慢性肝炎

生涯、肝臓に傷が残り、肝機能が回復しない場合がある。慢性感染者はこの疾患のキャリアであり、慢性の肝臓病（肝硬変、慢性持続性肝炎）に移行したり、のちに肝臓ガンになる危険性が高まる。

●●●肝炎の臨床症状●●●

乳幼児では、A型肝炎にかかっても無症状だったり、食欲不振、倦怠感、嗜眠といった、軽く、疾患の特定できない症状しかありません。A型肝炎にかかった小児の大半が、無症状だったり、ごく一般的な軽い症状しかないため、感染が広がるまで病名が特定されないことがあります。ですから、保育所では、最初の感染者が特定される前に、感染が広がってしまうことがよくあります。

看護師のおこなう病状の評価と経過の確認によって、感染の原因が特定できるかもしれません。小児では、肝炎の徴候として、次の症状のいずれかが現れることがあります。

●インフルエンザ様症状と発熱
●嗜眠と倦怠感
●食欲不振と吐き気
●腹部の触診で右側上腹部の圧痛や肝腫がみられる
●便が淡い黄褐色
●尿の色が濃く、泡立つ
●黄疸——白目、爪床、粘膜が、もっとも判断しやすい（通常、頭部から全身へと広がっていく）

●関節痛（B型肝炎）

激症肝炎の患者は、急激な肝機能障害を起こして、脳症、出血、浮腫、腹水、黄疸症状を呈することがよくあります〈AshwillとDroske, 1997〉。

B型肝炎の臨床症状は、無症状から生死に関わる重篤な激症肝炎まで様々です。症状のある急性肝炎は、２段階に分けられます。

1．前黄疸期（約7日間継続）

この時期の小児の症状には次のものがあります。

●食欲不振、吐き気、嘔吐
●右上腹部、もしくは心窩部の痛み
●発熱、倦怠感、吐き気
●疲労感、抑うつ、易刺激性

2．黄疸期（4週間以内）

この時期の特徴は、次のとおりです。

●黄疸、じんましんが出る。
●尿の色が濃く、便の色が淡い。
●黄疸の症状が明確になるにつれ、気分がよくなる。

急性の激症肝炎では、出血傾向、腹水、脳症、急激な肝機能の低下が見られます。激症化するのは、主にB型とC型肝炎ウイルスです。

肝炎の症状と臨床上の変化は、発症から３ヶ月以内に正常に戻ります。もし回復しなければ、慢性肝炎への移行を疑います。B型、C型、デルタ肝炎は、慢性肝炎や肝硬変に移行することがあります。またB型肝炎ウイルスへの感染状態が持続すると、肝臓ガンの原因にもなります〈AshwillとDroske, 1997〉。

●●●肝炎の診断●●●

次のような場合は、子どもの間で肝炎の感染が広がっていると考えられます。

●患児には、黄疸症状のある子と接触した経験がある。
●現在保育施設での流行が確認されている。
●患児に、血液や体液に皮膚をさらしたと思われる経験がある。

肝炎を特定する肝機能検査はありませんが、一般的な肝機能検査――特にAST、ALT、ビリルビン値、血沈――によって、肝炎による肝臓のダメージを知ることができます。血清内のビリルビン量は、黄疸が出始めてから５－10日目がピークです。これまでの経過と、病状の進行段階を把握していることが、適切な診断には欠かせません。

肝炎は、この疾患に関与している抗原（HBsAg、HBeAg）、もしくは結果的に作られる抗体を特定する方法で診断します。

IgM（免疫グロブリンM）型のA型肝炎ウイルス抗体は、発症時に存在し、４ヶ月以内に消失するのが一般的ですが、６ヶ月以上存在し続けることもあります。IgG（免疫グロブリンG）型のA型肝炎ウイルス抗体は、IgM型抗体のすぐ後に出現します。IgM抗体がなく、IgG抗体のみ存在する場合は、過去の感染を示しています〈Bolyardほか, 1998〉。

C型肝炎の血清検査は、主に慢性C型肝炎の発見に用いられます。その理由は、発症後少なくとも１－３ヶ月間は、結果が必ず陰性になるからです。肝臓のバイオプシー（生検）は、C型の長期的な活動性の評価を行ったり、進行した肝炎や激症肝炎での、肝臓へのダメージの程度を判断するのに必要な場合があります。

肝炎の管理

肝炎には特別な治療法がありません。合併症がなければ、自己限定性の疾患なので、支持的な治療が主体になります。快適さと充分な栄養バランスの維持を治療の目的とします。肝炎にかかっている小児に、吐き気や食欲不振の症状があるときは、低脂肪で、バランスの取れた食事を用意してあげることです。入院はほとんどの場合、必要ありません。

激症肝炎では、集中治療を施して、止血、栄養と水分の補給、神経系の検査、病状の管理を、肝臓が回復するまで行わなければならないケースがあります〈Mottほか, 1990〉。

■A型肝炎

感染の拡大を食い止めなくてはなりません。なぜなら、A型のウイルスは、数週間、汚染された物質上で生きながらえることができるからです。しっかりと手を洗い、おむつ交換の際に、お尻を充分に殺菌してください。感染者と直接接した人は、小児、成人を問わず、接触後できるだけ早く、免疫グロブリン（IG）の接種を受けます。A型肝炎ウイルス感染を防ぐワクチンが開発されています。保育施設の職員、ヘルスワーカー、感染した小児の同居者は、予防接種を受けましょう〈Adamsほか, 1996〉。

■B型肝炎

急性または慢性のB型肝炎にかかっている小児のケアをおこなう際は、念入りな感染予防対策が必要です。もっとも効果的な予防法は、B型肝炎ウイルス・ワクチンの接種です。小児の基本的な予防接種計画に組み込んで、すべての新生児に接種を推奨したいのが、このB型肝炎を予防するワクチンです。

B型への感染を防ぐ免疫グロブリンは、感染者と接触してから２週間以内に投与を受けた場合に有効です。B型を予防すれば、デルタ肝炎も防げます〈Bolyardほか, 1998〉。

肝炎の患児のケアをおこなう人への指導事項

激症肝炎を発症している場合を除けば、肝炎は自宅で治療できますので、両親に対する指導が重要です。

●肝炎にかかると、子どもは食欲不振になりがちです。定時に決まった分量の食事を出すよりも、栄養価が高く、低脂肪の軽食を１日に数回与えるほうがよいでしょう。

●倦怠感や疲労感が数週間続きます。回復には、充分な休息と睡眠が大切です。休養と全般的な支持的ケアが重要です。

●A型のウイルスは、黄疸が出始めてから１週間以内なら他人にうつす心配がないので、本人の体調がよければ、この時期は登校させても構いません。

●病状の悪化を示す症状がいくつかあります。特に、神経系の状態に変化があったり、出血や浮腫がみられるときは要注意です。回復前に、黄疸症状が悪化することがありますので、親はその可能性も頭に入れておかなければなりません。市販薬で治療すべきではありません。その理由は、肝機能が弱まっているために、代謝や薬品の排出が充分できないと考えられるからです。その子が青年期なら、完全に回復するまで飲酒しないよう注意を促します。

●A型肝炎の感染拡大を防がなくてはなりません。これには、黄疸が始まってから少なくとも１週間は整腸剤の服用し、充分な手洗いをおこないます。手洗いは、もっとも重要な予防法です。家族は、適切な予防法や、ウイルスにさらされた家具等の表面を漂白剤で掃除する方法を教わる必要があります。おむつ交換は、調理を行っているテーブルやその近辺で行わないようにします。看護師は、家族に、A型肝炎（糞便－経口）とB型肝炎（非経口ルート）が他人に感染する方法を説明しましょう。

●子どもがB型に感染した場合、とりわけ母子感染では、その子は慢性的なキャリアとなって、将来、肝硬変や肝細胞ガンを発症する可能性があることを、両親は頭に入れておかねばなりません。

●B型に感染している小児で、違法な静脈注射による薬物使用歴がある場合は、看護師は、肝炎や他の感染症をうつす危険性も含めて、このような行動がいかに危険であるか指導する責任があります。その子に、薬物矯正プログラムを通じてカウンセリングが受けられるよう援助してあげてください。

Wong〈1993〉が述べているとおり、小児を自宅で効果的にケアできるよう両親に指導する際、その重要性を強調すべき事項は、次のとおりです。

●充分な手洗いをおこなう。
●手袋を使用する。
●汚染された家具の表面や物品を殺菌する。
●合併症の徴候がないか確認する。
●バランスのよい低脂肪の食事を用意する。
●感染がみられないか、他の家族にも注意を払う。

第8章
単純ヘルペスウイルス1型感染症

Helpes Symplex Type 1(HSV 1)

単純ヘルペスウイルスの１型（略：HSV1）は、口と粘膜の感染症を引き起こすありふれたウイルスで、感染力が強く、再発しやすいのが特徴です。感染すると、無症状の場合もあれば、激痛の出る場合もあります。Wong〈1993〉によれば、HSV1は、幅広い感染症を引き起こします。例えば：

●口唇ヘルペス
●角膜ヘルペス
●中枢神経系の感染症

HSV1の唯一の自然宿主は、初感染時、再発時を問わず、感染症を発症しているヒトです。症候性、無症候性を問わず、HSV1感染者は、キス、格闘、性交渉といった密接な接触によって、他人にウイルスをうつす可能性があります。感染者の口腔に手を触れる内科や歯科医師らが、ヘルペス性の爪周囲炎にかかった例が報告されていることが、唾液によってウイルス感染が広がる事実を裏付けています。唾液によるHSV1感染は、院内感染を引き起こす可能性がありますし、家族や他の密接な生活共同体の中でHSV1が時折り流行することがありますが、その原因とも考えられます。飛沫や皮膚の鱗屑《りんせつ》による空気感染も感染経路に含まれます〈RudolphとHoffman, 1987〉。

感染している母親からのウイルス感染は、新生児が接触感染を起こす主な経路です。これには、産道を通過する際の感染や、破水から４時間以上を経過した場合の感染があります。出生直後に、慢性的な中枢神経系と視覚の異常が見つかった乳児の例が報告されていますが、このケースでは、経胎盤感染との関連が指摘されています。また、感染している他の新生児や母親、皮膚症状のある人との接触によって、新生児が感染することもあります。感染率については、未熟児のほうが高いのですが、感染の結果は、未熟児、成熟児とも違いはありません。新生児のヘルペスは、母親が初産の場合に多くなっています。研究結果から、HSV1感染は、低所得者の共同体に、また性行為を始める年齢が低い場合に多いことが明らかになりました。HSV1の潜伏期間は２日から20日で、平均では６日です。ヘルペス性脳炎の潜伏期間は、おそらく、これよりも長いでしょう〈RudolphとHoffman, 1987〉。

単純ヘルペスウイルス１型の病態生理

HSV1は、「口腔」型のヘルペスで、通常は胴より上に疱疹ができます。HSV1に初感染したあと、冒された皮膚の部分に分布している神経細胞内でウイルスが休眠します。このウイルスが、ストレス、発熱、外傷、日焼け、月経、免疫抑制によって再び活動を始める場合があります。再活性化したウイルスは、これまで潜伏していた神経節から、その神経節が分布する皮膚に移動します。再発時も、症状はある場合とない場合があり、初回と同様に感染力はあるものの、症状は前より軽くなります。感染児の全般的な健康度が、HSV1感染の重症度を決定します。新生児、および免疫力が低下している小児のHSV1は生命に関わります。HSV1は、小児のウイルス性脳炎の主な原因であり、その死亡率は75%にのぼります〈Mottほか, 1992〉。

健康な小児では、症状は皮膚や粘膜の疱疹に限定されます。ウイルスが血液を通じて広がり、全身性の疾患に至ることが多いのは次のケースです。

●新生児
●重度の栄養失調状態の小児
●皮膚症状のある小児（湿疹など）
●細胞性免疫の欠陥がある小児

上記の場合、このウイルスは、侵入門から各器官へ広がります。HSV1は、器官内で増殖し、二次的なウイルス血症に至ると、広範囲な細胞が破壊されます。総合的所見は、感染している器官と細胞が受けたダメージの度合いによって異なります。ウイルス血症が一掃され、細胞内のHSV1の増殖が抑制されると治癒に向かいます〈AshwillとDroske, 1997〉。

●●●単純ヘルペスウイルス1型の臨床症状●●●

HSV1と思われる小児が医療機関を訪れた際、その子の看護経過を聴き取り、評価を行わなければなりません〈Adamsほか, 1996〉。

●過去に、HSV1感染の経験があるかどうか保護者に質問する。

●皮膚を見て、疱疹の有無を確認する。

●目を見て、角膜潰瘍と角膜の浮腫を確認し、視力検査で羞明《しゅうめい》や視力の低下がないか確認する。

●水分の状態を確認する。

口腔、口唇、皮膚に注意を払いながら、特定の身体組織を確認します。

■口腔

口腔は、HSV1感染のもっとも発見しやすい部分で、特に1歳から5歳までの小児に顕著です。重症度と症状が出ている部分には多様性があります。ほおの内側の粘膜、舌、口蓋に感染が見られ、歯肉は腫れて出血しやすくなります。頸部のリンパ節症が見られることがあり、通常は高熱をともないます。唾液が過剰になるのは、物を飲み込むときに痛みがあるためで、水分を摂るのも困難になりがちです。口内の疱疹と症状は通常10日ほどで自然に治癒します。ウイルスに喉頭を冒され、クループの症状を呈する子もいます。顔や目に疱疹ができているとき、その部分に触れた指をしゃぶると、爪床《そうしょう》に感染が広がることがあります。免疫が抑制されている小児では、口腔の感染が食道に及んだり、肺から、肝臓や他の生命を維持する器官に感染が広がることもあります。免疫抑制された小児の場合、口腔ヘルペスは、好中球減少による口内炎と誤診されることが多々あります。発熱、嗜眠、口臭、よだれが、ヘルペス性の感染症にともないます〈AshwillとDroske, 1997〉。

■口唇

口唇は、口腔と同じくらい一般的な感染部位ですが、初感染で疱疹が出るケースはまれです。発熱性疾患が引き金となって再発し、口唇から顔や首へと疱疹が広がります。一般に「口唇ヘルペス」として広く知られているこの疾患は、焼けるような痛みが出始めた数日後に疱疹が発現します。時には疱疹が出ないこともあります。陰唇のヘルペスは、帯状疱疹や、ワクシニアの変種、またブドウ球菌を原因とする膿疱と混同されがちです。

■皮膚

初感染、再発時を問わず、HSV1は、身体中のいかなる部分の皮膚にでも、小水疱や潰瘍を作ります。初回の皮膚感染では、深く焼けるような痛みや、浮腫、リンパ管炎、リンパ節症、発熱があります。小水疱は点々と出

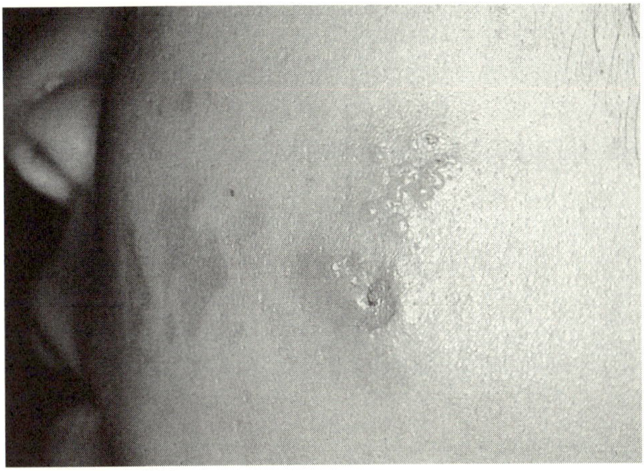

乳児に出現した単純ヘルペス

ることもあれば、まとまって出ることもあります。やがて小水疱は膿疱となり、かさぶたで覆われ、７日間以内に治癒します。通常は傷が残りません。免疫力の落ちている小児では、水疱の出方が激しく、治癒までに時間がかかる傾向があります。

HSV1による皮膚症状には、４種類の新型が発見されています。

1. ヘルペス性爪周囲炎

手指の感染で、痛みがあり、細菌感染と間違われがちです。

2. ヘルペス性グラディアトーラム

HSV1感染者と接触したあと、レスリングのような肉体の接触によって傷ついた皮膚に発症します。肉体の接触がある他のスポーツでも、HSV1の感染例がみられます。火傷を負った人が感染すると、ヘルペス性肺炎を起こしたり、播種的に複数の器官が影響を受けることはありますが、皮膚には症状が出ないので注意してください。

3.　多形紅斑

HSV1感染との関連性が考えられます。

4.　ヘルペス性湿疹

湿疹のような、慢性の皮膚感染症のある小児がかかります。重度の感染では、皮膚の大部分が冒され、大量の水分とたんぱく質が失われます。ヘルペス性湿疹は、皮膚に限定されるのが一般的ですが、時には播種性となり、脳炎に至ります。

■眼

眼のヘルペス関連疾患で重大なのは、失明の原因になる点です。最初の感染では、結膜炎が関与し、角膜炎を併発する場合もあります。ヘルペスの小水疱が、まぶた、顔、口のいずれかに現れます。涙が出て、光をまぶしく感じるかもしれません。再発時は大半が角膜炎を起こしますが、まれに結膜炎を起こす場合もあります。眼のヘルペスでは、眼のより深部が冒されることが知られているので、小児には、コルチコステロイドを使わなければなりません〈AshwillとDroske, 1997〉。

■神経系

ヘルペスの感染は、脳炎、髄膜炎、神経根炎、脊髄炎を含む幅広い神経系疾患と結びついています。

健康な小児では、疱疹の出現は皮膚と粘膜に限られていますが、次のような患児では、ヘルペス感染が血液を通じて全身の広い範囲に広がることがあります。

●新生児
●栄養失調の小児
●湿疹のある小児
●免疫力の低下している小児

上記のような小児では、ウイルスが侵入門から感染しやすい器官へと、血液に運ばれて増殖し、広範囲な細胞の破壊が起こります。HSV1による脳炎の大半は（新生児のケースを除く）、ウイルスが神経を通じて脳へ広がるために起こります。細胞内のウイルスの増殖が抑えられると治癒に向かいます〈Behrmanほか, 1992〉。

●●●単純ヘルペスウイルス１型の診断●●●

臨床症状の確認と経過の問診によって、診断がつくかもしれません。Tzanck（ツァンク）試験、またはパパニコロー塗抹検査を行う場合もあります。いずれかの検査で陽性の結果が出た場合、帯状疱疹ウイルス（ヘルペス・ゾスター）と単純ヘルペス・ウイルス１型のどちらに感染しているかの識別はできません。また、陰性の場合も、HSV1を保持していないとの診断はできません。

組織培養は、より確定的な診断方法です〈Katzほか, 1998〉。

単純ヘルペスウイルス1型の管理

管理は、症状次第です。口腔のHSV1にかかっている小児で、水分摂取が充分にできるなら、自宅で療養すべきでしょう。もし脱水症状が見られるなら入院し、静脈注射による水分補給が必要です。HSV1には治療薬がありませんが、症状の緩和には、アシクロビルが利用できます。アシクロビルがもっともよく使用されるのは、新生児や免疫力が低下している小児、脳炎や眼の症状を起こしている小児です〈Katzほか, 1998〉。

抗生物質軟膏は、傷の治療に使えます。患児を楽にするために、解熱剤を使って口腔または腸の痛みをやわらげる方法もあります。

麻酔作用のある洗口液を使うと痛みがやわらぎ、水分を摂りやすくなります〈AshwillとDroske, 1997〉。

HSV1の初回の感染は、自己限定性の経過をたどり、一般に1－2週間で治癒します。新生児や栄養失調の小児は感染も重くなります。HSV1に続いてウイルス性脳炎を発症した小児の予後は、残留している影響次第で、一様ではありません〈Wong, 1993〉。

単純ヘルペスウイルス1型に感染している小児の看護法

入院の必要な患児は、隔離でき、膿や分泌物を処理する際の予防措置が取れる場所で療養させます。目に見える大きさの疱疹がかさぶたになって落ちるまでは、患児には感染力があると考えてください。粘膜上ではかさぶたができないので、患児の回復後まで、これらの疱疹に感染力があると考えられます。HSV1には、無症状の場合もあることを覚えておかなければなりません。医療スタッフは、HSV1に感染した小児との接触時に必ず手袋を着用し、ヘルペス性ひょう疽にかからないよう務めましょう。念入りな手洗いが不可欠なことは、自宅で看護する際も同じです。家族は、感染者と食器やタオルを共用しないようにします。HSV1が身体の他の部分に広がることがあるため、口に手を入れないよう注意を促しましょう。患児は、HSV1による苦痛を抱えているはずですから、家族は、感染性の疾患とはいえ、抱きしめたり、安心感を与えてあげる時間を多くもつことが大切です。ケアのあとは、特に手洗いに注意を払わなければなりません〈PotterとPerry, 1997〉。

口腔のHSV1にかかっている小児は、かなりの痛みを感じていることがあります。ものを飲み込むのに痛みをともなうため、小児の場合、脱水症状になる大きな危険性があります。保護者は脱水状態になったときの臨床徴候について指導を受ける必要がありますし、このような兆候が見られる場合は医師の診察を受けなければなりません。感染児には、水分摂取を勧めましょう。氷、柑橘系でない果汁、牛乳、炭酸の入っていない清涼飲料水でもかまいません。少量ずつ頻繁に水分を摂り、口当たりのよい軽食を何度も取る方法が勧められます。充分に水分を摂っていれば、食べ物を２－３日摂らなくても害がないことを保護者に伝えましょう〈Mottほか, 1990〉。

口腔の二次感染を避けるために、特に食後、保護者は洗浄器を使い、食塩水または殺菌作用のあるマウスウォッシュで患児の口内を洗ってあげてください。痛みをやわらげ、熱を下げる薬を定期的に飲ませます。低年齢児の場合は、嘔吐反射を抑えるために、注意深く局所麻酔を使うとよいでしょう〈Mottほか, 1990〉。

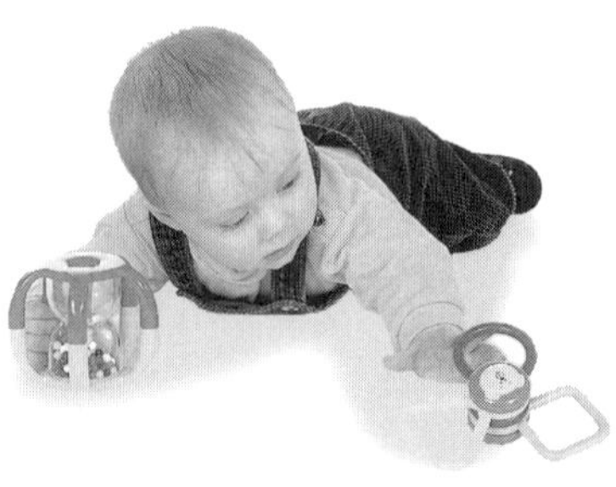

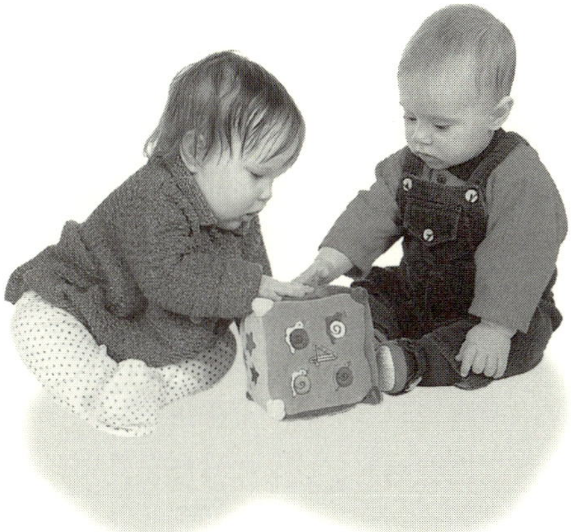

第9章
HIV エイズ
HIV AIDS

HIV（ヒト免疫不全ウイルス）感染症は、細胞性免疫の後天的な不全状態であり、小児では、たいへん幅広い臨床症状を引き起こします。中には無症候の小児もありますが、その他は、患児の属している進行段階に応じて、非常に重い症状を呈します。AIDS（後天性免疫不全症候群）は、この疾患のもっとも重篤な形態です〈Adamsほか, 1996〉。

HIV　AIDSの病因

体液内のHIVが、非感染の小児に侵入する手段がいくつかあります（表9-1参照）。HIVに感染している母親の胎盤を通じて、妊娠中もしくは出産時に感染したり、母乳を通じて感染するケースが挙げられます。これら垂直感染による小児の感染率は約25％ですが、母親が妊娠中および出産時にジドブジンを服用し、さらに出生から6週間、新生児がジドブジンの投与を受ければ、感染率は

8%にまで下がります。輸血による感染例があるほか、アメリカでは、性的虐待によって小児がHIVに感染したケースが報告されています。

小児がHIVに感染する主要な経路は体液です。AshwillとDroske〈1997〉による、感染性のある体液のリストを表9-1として掲載しました。

HIV感染の病態生理

HIVは、プラス一本鎖のRNA（リボ核酸）をもつレトロウイルスです。HIVには逆転写酵素が含まれており、この酵素がウイルス複製の鍵となる役割を担っています。HIVでは、ウイルスが細胞の外側にあるレセプターに直接注入することによって細胞に入り込みます。ウイルスが細胞に侵入すると、この細胞はHIVのDNA（デオキシリボ核酸）を作り始めます。このHIVのDNAは、細胞内で本来のDNAを統合してしまいます。HIVは、次に細胞により多くのHIVを作るよう司令を出します。新しいウイルスは宿主の表面に集まります。そしてウイルスが細胞膜を破ると、ウイルスは成熟し、他の細胞に侵入します。HIVが細胞に侵入するうえでもっとも重要な要素は、細胞死を引き起こすことです。HIVに感染すると、非常に多くの細胞が破壊されます。T細胞がB細胞の機能をコントロールするために、HIVに感染すると、細胞性免疫と体液性免疫が充分に働かなくなります。免疫グロブリンが機能しなくなり、HIVにかかっている小児は、極めて感染症にかかりやすい状態になります〈PotterとPerry, 1997〉。

表9-1　HIV感染源となりうる体液の種類

血液	心膜液
血液製剤	腹膜液
凝固因子のような血液成分	羊水
精液	血液の混じった唾液
膣分泌液	血液の混じった体液
脳脊髄液	傷が治癒していない組織と臓器
滑液	HIVを含む細胞と組織の培養
肋膜液	

HIVの臨床症状

小児の場合、成人よりもAIDSに感染してから診断までの時間は短くなります（平均で4年）。ごくまれに、生後4ヶ月までに重い症状から発症する例もありますが、大半の小児は潜伏期間が長く、6歳から7歳ごろまでに重い症状が出ます。日和見感染性の疾患である、ニューモシスティスカリニ肺炎（PCP）を発症すると、生存の可能性はかなり低くなります。分娩前後からHIVに感染している小児の多くは、生後3ヶ月から6ヶ月までにPCPを発症します。小児のPCPは突然発症し、予後は好ましくありません〈Spitzer, 1993〉。

Adamsら〈1996〉によれば、13歳未満の小児で、AIDSを暗示する主な指標疾患は次のものです。

表9-2　小児におけるHIVの症状

HIV感染の軽い症状	中度の症状（以下の症状の再発が続いた場合）	その他の徴候
リンパ節症	貧血症または好中球減少症	細菌性髄膜炎
肝腫脹	下痢	敗血症または肺炎
脾臓巨大症	発熱	心筋症
皮膚炎	単純ヘルペス	合併症をともなう水痘
耳下腺炎	口腔カンジダ症	肝炎
上気道感染または副鼻腔炎の頻発		腎臓病
中耳炎		帯状疱疹
		リンパ球性間質性肺炎（LIP）

〈Adamsほか, 1996より抜粋〉

●LIP（リンパ球性間質性肺炎）

●PCP（ニューモシスティスカリニ肺炎）

●重い細菌感染

●サイトメガロウイルス

●脳症

●消耗症候群

●●●HIVの診断●●●

HIVの確定診断は、18ヶ月を越える小児ではHIV抗体検査で、18ヶ月未満の乳幼児ではHIV抗原検査でおこないます。18ヶ月未満の乳幼児におけるHIV抗体検査では、母親が感染していることが分かるだけです。母親の胎内で感染したケースの95%は、生後６ヶ月までに診断されるという報告があります。

CD4陽性細胞数は、小児の免疫状態の評価に使われ、PCPの予防に必要です。このCD4陽性細胞数は、定期的に調べなければなりません。PCPの予防法を実行したり、抗ウイルス療法に適応するなら、より頻繁にこの検査をおこなう必要があります〈Wong, 1993〉。

HIVの管理

HIVの小児への定石的治療には次のものがあります。

- 疾患を避けるための変則的な予防接種
- 日和見感染に対する予防
- ウイルスの複製を阻止する抗レトロウイルス療法
- 感染症治療のための積極的な薬物使用

PCPの予防治療をおこなうか否かの判断は、患児の感染が出産前か、出産後かによって決まります。小児のAIDS治療に、単独または組み合わせで用いられている主な抗レトロウイルス薬が数種類あります（ジドブジンとディダノシン）。Zieglerら〈1996〉によれば、これらの薬品の投与を行った小児には次のような影響が出ます。

- 身長と体重の増加
- HIVの徴候や症状の軽減
- 免疫と神経機能の改善
- 短期的な生存率の向上

HIVに感染している小児の看護法

HIVに感染している小児の大半は、小さいころ、健康な状態を経験しています。しかし、免疫系が弱まってくると、症状が現れ始めます。免疫力が低下してきた小児の看護には、重い症状を引き起こす、細菌感染および日和見感染に対する治療が含まれます。看護スタッフは、患児が初めて医療機関を訪れた際に、その子や家族と快い関係を築くようにしてください。看護師が抱きがちな個人的感情や偏見を抑えることができれば、看護師と家族との間に育まれていく職業的な協力関係を妨げるものは何もありません。

初診時には、HIV感染であるか否かの診断と同時に、患児の家族がこの疾患についてどの程度理解しているかという点についても確認してください。患児の身長、体重、基本的な観察事項は、パーセンタイル表に記録しておきます。

看護師は、予診で次の事項の有無を確認します。

●発熱
●吐き気
●耳を引っぱる
●嘔吐
●下痢
●二次感染の可能性が考えられる変化（睡眠パターン、食欲、行動）

身体観察では、水分補給や呼吸の状態、口内と皮膚の発疹、痛みの状態についての確認を集中的におこないます。

水分補給の状態

皮膚を見て、ツルゴールを確認します。

粘膜の状態を確認（保湿、乾燥、ひび割れのどの状態か）。

涙が出ているか。

泉門は触知でき、やわらかいか。

水分の摂取量と尿量を計り、尿の比重も調べます。

呼吸の状態

次の項目を確認します。

●鼻翼呼吸

●ろっ骨部の収縮

●咳

●呼吸器の痛み

●頻呼吸

●喘鳴（呼吸にともなってゼーゼー音がする）

●呼吸音の弱まり、乾性ラ音

口の症状

舌やほおの内側に白い斑点が出ていないか、また口唇に水疱ができていないか確認します。

皮膚症状

次のような皮膚症状が出ていないか、確認してください。

赤く平らなしみ、水疱、カサカサした斑点。特におむつを当てている部分に注意します。

痛み

次の方法で確認してください。

●年齢に応じたペインスケールを利用する。

●患児の話し方、表情、動作、反応を観察する。
●患児の痛みの度合いを家族に確認する。

HIVは他の小児の慢性病と異なります。その理由は、両親のいずれか、または両親とも、加えて他のきょうだいも、将来HIVに感染する可能性が多々あるからです。HIVへの感染やHIVに関わるライフスタイルは、その家族の経済力が限られていることを示唆しているかもしれません。家族にソーシャルワーカーや健康問題の専門家を紹介するなら、患児の入院中が適切なタイミングです。このような方法を取れば、治療のための基本的ニーズは満たされるでしょう。その他の問題、例えば情報開示、パーマネンシー・プランニング（訳注：子どもに対して、長期にわたる安定した保護者との関係を保障するための計画）、末期医療等については、それぞれふさわしい時期に結論を出さなければなりません〈Bolandほか, 1996〉。

HIV患児のケアをおこなう人への指導事項

食事

HIVの小児には、高カロリー、高タンパクの食事が必要です。ですから、乳児用ミルクは余分な水やシリアルを加えず、正しく調乳してください。医師から指示があれば、ビタミン剤やサプリメントも飲ませます。

感染防止対策

自宅でも、基本的な感染防止対策のガイドラインに従います。

●HIV感染児の血液に触れないようにします。

●歯ブラシ、爪切り、イヤリングなどを他人と共用しないようにします。

●感染者が鼻血を出したり、切り傷を作ったときは、予防措置を取ってください。

●かさぶたは放置しますが、傷口が開いているときはカバーします。

●流れた血はペーパータオルで拭き取り、周囲を洗剤で洗ってから漂白剤と水を使って仕上げ、自然乾燥させます。

●血液で汚れたケア用品は新聞紙で包み、ポリ袋に入れて、ポリ袋をかぶせてあるゴミ箱に捨てるようにします。血液で汚れた衣服は、過酸化水素で流してから通常どおり洗ってください。

予防接種の状態

HIV感染児は、次の予防接種を必ず受け、免疫を更新してください。

●ポリオの不活性ワクチン接種。

●肺炎球菌ワクチン接種——2歳で。

●インフルエンザ・ワクチン接種——毎年。

●免疫グロブリン（IG）接種——麻疹感染者と接触した場合。

●水痘帯状疱疹免疫グロブリン（VZIG）接種——水痘感染者と接触した場合。

●破傷風免疫グロブリン（TIG）接種——破傷風にかかる可能性のあるケガをした場合。

症状を認識するための指導

Wong〈1993〉は、次の症状が出た場合、診察を受けるよう勧めています。

●体温が38.5度以上ある。

●嘔吐と下痢。

●食欲減退。物が飲み込みづらく、よだれをたらす。

●発疹、腫れ物、できものが皮膚に見られる。

●耳を痛がる、耳を引っぱる、耳から排出物がある。

●傷が治らない。

●麻疹や水痘感染者と接触した。

第10章
感染性胃腸炎
Infectious Gastroenteritis

胃腸炎は、小児にたいへんよくみられる感染症のひとつです。流行のピークは夏で、罹患率に男女差はありません。胃腸炎は、一般的に定型的な経過をたどりますが、生後１年以内での死亡率は、乳児1000人につき25人と概算されています〈Wong, 1993〉。

感染性胃腸炎は、一群のウイルスや細菌、寄生虫によって引き起こされます。Mottら〈1990〉によれば、これらの病原体によって、次の状態が引き起こされる可能性があります。

●深刻な伝染性の下痢
●広範囲な体液と電解質の喪失
●敗血症
●死亡

胃腸炎の感染経路

よくある胃腸炎の感染経路は、汚染された食べ物や水の摂取や、ヒトからヒトへの伝搬です。感染の危険が高いグループは、保育施設、幼稚園、長期的ケアをおこなう施設で過ごす子どもたち、そしてHIV感染の小児です。ジアルジアは幼児における最も多い病原体です。乳児ではロタウイルスが主たる病原体です〈Wong, 1993〉。

●●●胃腸炎の病態生理●●●

病原体が腸の粘膜に付着すると、蠕動の影響は受けず、腸に密着し、離れません。病原体が上皮細胞に侵入すると炎症反応が引き起こされ、上皮細胞は壊死します。すると、潰瘍や偽膜が形成されたり、出血が起こり、敗血症を起こす可能性もあります。腸毒素（コレラと赤痢）は、水や電解質を移動させるため、これら体液の腸への分泌が減り、腸が腫れて吸収力が落ちます。その結果、下痢を起こしたり、体液を大量に失います。細胞毒素（サルモネラ）は、局所的な浮腫、腸の吸収不良、脱水を引き起こします。病原体によっては、消化管の外側で活動する神経毒素まで生成します（Katzほか, 1998）。

表10.1　主な腸内感染症のまとめ				
病原体	特性	臨床症状	診断材料	治療
赤痢菌（腸管侵入性の細胞毒素）	潜伏期間は1―7日／流行は夏／経路は糞便―経口／感染力は1―3週間	症状は5―10日持続／下痢ははじめ水様性だが、やがて血の混じった少量の下痢になる。／激しい腹痛／高熱／神経症状（頭痛、後頸部硬直、けいれん）／敗血症、播種性静脈内凝固、溶血性尿毒症症候群、直腸脱を起こす危険性がある。	便内に血液と粘液が出ているか／便内の白血球／培養検査陽性	バクトリム、またはアンピシリン／整腸剤／できれば原因を特定する
サルモネラ菌（腸管侵入性）	潜伏期間は6時間から3日／流行は夏と秋／食品からの感染が一般的／感染力は、症状の持続期間と、その後の不定の期間	症状は3―5日持続／突然の発症／分泌性下痢／腹痛、吐き気、嘔吐を繰り返す	血便／便内の好中球陽性	生後12週未満の乳児では、赤痢の治療と同じ／整腸剤／できれば原因を特定する
大腸菌（腸管侵入性の腸毒素）	潜伏期間は不定／流行は夏／主に食品からの感染	下痢は、緑色で水様性、分泌性／出血性大腸炎と発熱を引き起こす場合もある	血便／便内の好中球陽性	赤痢と同様／整腸剤

病原体	特性	臨床症状	診断材料	治療
カンピロバクター	潜伏期間は1－8日／乳児と青年期にもっとも多い	汚染された貝、甲殻類（エビ、カニなど）を食べている／激しい腹痛／水様性で激しい下痢	血便／便内の好中球陽性	エリスロマイシンの投与を1週間おこなう場合がある。／整腸剤
ジアルジア症(ランブル鞭毛虫症)	寄生虫による下痢の主な原因／水を介して感染／冬に多い	熱は出ない／腹部の膨張、鼓腸、寄生虫が見られる／下痢のタイプは様々	血便／便内の好中球陽性／卵検査陰性／十二指腸の細胞診による寄生虫の確認	フラジールを7日間投与／整腸剤／水源のわからない水は、塩素かヨウ素で処理してから飲む
ロタウイルス	潜伏期間は1－3日／小児に激しい下痢を起こす原因の50%を占める	症状が2－6日続く／呼吸器の症状が先行する、または同時に起こる／発熱が24－48時間続く	血便陰性／寄生虫陰性／卵検査陰性／便内の好中球陰性	治療薬はない／整腸剤／ワクチン開発中
偽膜性腸炎(クロストリジウム・ディフィシル)	抗生物質が関与／院内感染による下痢の主な原因	抗生物質の投与後に、下痢が始まる	血便陽性、便内の好中球陽性	粘膜の回復を助けるために、コレストリマインが使用される／フラジール、またはヴァンコマイシンの投与を10日間おこなう場合もある。

●●●胃腸炎の臨床症状●●●

胃腸炎を起こしている小児は次の症状を呈しますが、重症度には個人差があります。

●下痢（量と持続期間は様々）

●しぶり腹

●腹痛

●発熱

●嘔吐

●脱水

小児に上記の症状のいずれかがある場合、看護師は、その症状に対する正しい評価法に通じていることが重要です〈Adamsほか, 1996〉。

●症状の持続時間、頻度、便の粘度、便に血液や粘液が見られるか、など症状の経過について詳細な問診をおこなう。また、所見を記録する一貫した方法のひとつとして、便が出るたびに、量、色、粘度と時間（ACCT）をメモしておく。

●家族に同じ症状が同時に見られれば、診断の材料になる。

●外国や田園地帯へ旅行に出たことが最近あれば、記録しておく。

●ミルクの準備や食品の調理法を確認したり、家庭や保育施設での衛生状態を調べると、有用な情報が得られる場合がある。

患児に、中度から強度の脱水症状が見られることがあります。その場合、活動過多になっている腸の音と、血の混じることが多い激しい下痢をともないます。血便は、水分をすっかり失ったあとに出るものであり、患児が疾患のどの段階にいるのか判断するうえで役に立ちます。吐き気、しぶり腹、発熱の有無も確かめます。頭痛、後頸部硬直、イライラ、発作は、神経毒素の存在を示す可能性のあるものなので、記録しておくことが大切です〈AshwillとDroske, 1997〉。

水分の状態を必ず確認します。小児の場合、次の事項をチェックします。

●尿量が少ない。

●尿の比重が重い。

●皮膚に張りがない。

●泣いても涙が出ない。

●泉門（乳児の）がへこみ、皮膚がテント状になる。

下痢によって大量の体液が失われると、上記いずれかの症状が急に現れることがあります。（激しい下痢と脱水のために）重炭酸イオンが消失すると、代謝による酸の増加が非常に問題になってきます。患児はアシドーシス（酸性血症）の状態を修正しようと呼吸器を駆使するため、この補正機能によって呼吸回数が速まったら、詳細に記録しておくことが大切です。

●●●胃腸炎の診断●●●

特定の病原体に対する確定診断は、陽性反応が出た便の培養でおこないます。毒性反応を示したり血便が出る場合、腹痛やしぶり腹の症状がある患児だけに血液検査が行われるのが一般的です。血液の培養も、症状の重篤な患児には必要な場合があります。準備の必要がないS状結腸鏡検査は、粘膜が関与している度合いを調べるのに役立ちます〈Katzほか, 1998〉。

●●●胃腸炎の管理●●●

原因を問わず、下痢の管理をおこなう際は、小児の年齢群によって生理学的な相違がある点を考慮します。

■新生児と乳児（0−9ヶ月）

年長児と比較すると、新生児と乳児には次の特徴があります。

●細胞外液に水分の占める割合が高いため、2－3日間で細胞外液と同量の体液を失うことがある。

●腎臓系が未熟なため、尿を濃縮する機能が低下する。

●蠕動が速まる。

●尿を酸化する機能が低下しているため、アシドーシスを補う負担が重い。

●もし失った体液が迅速に補われず、脱水症状が起きた場合は、代謝速度が速くなるため、代謝による物質交代が速くなる。

●喉の乾きを言葉で表現することができない。

■乳幼児（9−18ヶ月）

年長児と比較した場合、この月齢の乳幼児には次の特徴があります。

●体重に対する体表面積の割合が大きいため、皮膚や消化管を通じて、水分を失いやすい。

●体重に対して水分量が多く、体液の中で細胞外液の占める割合が高い。

●免疫系が未発達なので、脱水症状がさらに進む危険性のある感染症にかかりやすい。

治療の主な目的は、静脈点滴または経口摂取によって水分を補充し、酸塩基平衡障害や体液・電解質障害を改善することです。補充は、体重１kgにつき50−100mlを４−６時間のペースでおこないます（維持輸液量の１−2.5倍）。下痢にはナトリウム、カリウム、重炭酸イオンが多く含まれているので、経口輸液療法でその喪失を補うとよいでしょう。この経口輸液療法は、軽から中等症の脱水症状を起こしている小児には静脈点滴による体液の補充と同様の効果があります。患児をたびたび入院させて、症状や敗血症の持続的な評価と管理をおこなってください。

急性の下痢症状がある小児を評価する方法は、水分バランス表を正確に記録することです。これには、水分摂取量／排出量、体重の減少／増加の観察が含まれます。神経毒素の影響を受けている患児は、けいれんや意識レベルの変化を起こすことがあるので、安全への配慮と神経系の評価が重要です〈BarberとMasiello , 1996〉。

痛みと発熱が、解熱剤の使用と冷却服の着用で緩和されます。毒素（表10- 1参照）によっては、抗菌療法が適応します。腸の運動抑制剤が、激しい下痢に用いられることが時々ありますが、病原体の一掃が遅れ、病原体に侵される範囲が広がるおそれがありますので、48時間以上続けて使用すべきではありません〈BarberとMasiello , 1996〉。

感染の広がりを防がなくてはなりません。充分な手洗いが非常に大切です。公的な健康管理機関のプロトコルで指示されているとおり、医療スタッフと家族のために、隔離法が用いられなくてはなりません。患児の帰宅後も、最長で2週間、家族が隔離法を続ける必要があります。胃腸炎は公衆衛生に関わる問題です。時には食品の回収を実施して、胃腸炎の流行との因果関係を明らかにし、一般大衆への感染の危険性を最小限に食い止める必要が出てきます。分離した毒素によっては、適切な健康管理機関に報告しなければなりません。

胃腸炎患児のケアをおこなう人への指導事項

●自宅でケアをおこなう人に充分な手洗いを指導します。

●日中の保育担当者には、おむつ、衣類、タオルやカバー類の取り替えには、手袋を着けるよう促してください。

●必要ならば、患児と他の家族の使用するトイレを別にします。

●適切な水分補給用飲料を30分おきに少しずつ飲ませます。

●日中の保育担当者には食事面での変更を必ず伝え、必要に応じて食事やミルクの作り方を指示します。

胃腸炎は、症状が消失したあとも数週間感染力があるので、予防法を引き続き実行しなければなりません〈BarberとMasiello , 1996〉。

第11章
感染性の皮膚疾患
Infectious Skin Conditions

小児が医療機関を訪れる理由の多くを占めているのが、皮膚症状です〈McDonaldとSmith, 1998〉。小児のうちに経験することの多い感染症の性質を理解するためには、小児の皮膚構造の特徴を理解することが大切です〈AshwillとDroske, 1997〉。

●新生児の皮膚は薄く、外的刺激や感染に弱い。疱疹を作らないように、ていねいに扱う必要がある。

●乳幼児は、成人と比較して身体の大きさに対して皮膚の表面積が大きいため、経皮吸収量が多い。そのため、局所用の軟膏やスキンローションは長期間使用すべきではない。もしくは、医師の指示がない限り用いない。

●乳幼児の皮膚は学童期以上の小児に比べ、感染に弱い。

●免疫グロブリンAは、２歳から５歳になってはじめて成人と同量に達するので、それまでは、病原微生物に対する抵抗力が弱い。

●３歳まではエクリン腺が未成熟なため、体温調節機能が劣る。

シラミ寄生症

シラミ寄生症とは、頭皮または胴の部分にシラミが寄生して起こる症状を指しています。シラミ寄生症は健康面で深刻な問題を引き起こすわけではありませんが、親や学校関係者を当惑させる原因になりがちです。

シラミ寄生症の病態生理

シラミ寄生症には次の種類があります。

●頭皮（アタマジラミ／pediculus humanus capitis）
●胴（コロモジラミ／pediculus humanus corporis）
●陰毛とまつげ（ケジラミ／pediculus humanus pubis）

以上のシラミ寄生症の原因は、種類の異なるシラミですが、ライフサイクルは、ほぼ同じです〈Ashwill と Droske, 1997〉。シラミは、血を吸って餌にします〈Figueroaほか, 1998〉。頭髪と陰毛につくシラミは、宿主であるヒトの皮膚上で一生を過ごしますが、胴の部分につくシラミは、衣類に棲み、血を吸うためだけに皮膚に下りてきます。メスのシラミは、髪の根本に卵を産み付けます。卵は各々ゼリー状の物質で覆われており、この物質は乾くと白い塊になって、髪の毛１本１本にくっつきます。卵は１週間でかえり、幼虫は２週間後に性的に成熟します。シラミとその卵が宿主や衣類などにくっついて生きている限り、シラミは増え続けます。宿主にくっついていなければ、48時間しか生きられません。好環境にあれば、10日間繁殖力があります。

●●●シラミ寄生症の病因●●●

シラミは、ヒトに寄生しないと生きられません。シラミを持っている人との直接的な接触や、その人の持ち物を通じて間接的に接触するとシラミがうつります〈Figueroaほか, 1998〉。髪を清潔にしていても、シラミが防げるわけではありません〈Ashwill と Droske, 1997〉。櫛を使ってシラミを取り除いても、2日以内に同じ櫛を使うと、生命力のあるシラミを再び髪に戻してしまうことになりかねません〈Thompson, 1998〉。

発生率

女児は男児よりも感染率が高いのですが、社会経済的階層による発生率の違いは見られません。発生率のピークは、小学校入学前の幼児と小学校低学年です。陰毛につくシラミは、青年期に多く見られ、通常は性的接触によってうつります。まつげのシラミは性的虐待を示す場合があります〈AshwillとDroske, 1997〉。

シラミ寄生症の臨床症状

■アタマジラミ

●一般に、かゆみが唯一の症状である。シラミがついても、数週間から数ヶ月間は、かゆみを訴えない場合もある〈Thompson, 1998〉。

●卵は、髪の根本で容易に見つかる。うなじの生え際や耳の後ろで見つかりやすい。卵はフケに似ているが、フケほど簡単には取り除けない〈AshwillとDroske, 1997〉。

●頭部と頸部のシラミが目に見えてくる頃には、シラミのフンに対するアレルギー反応が進んでいる可能性がある。小児の場合、ひっかいて感染を広げてしまうことがある〈Thompson, 1998〉。

■コロモジラミ

●ぴったりとした衣類（冬期のタイツなど）を身につけている部分に、ローズ色の丘疹が見られる。

●感染している部分には強いかゆみがある〈AshwillとDroske, 1997〉。長期間の感染では、皮膚をかくために、皮膚が肥厚する場合もある〈Figueroaほか, 1998〉。

●衣類にシラミが付いているのが見え、縫い目に沿ってかまれる〈Figueroaほか, 1998〉。

■ケジラミ

●陰毛や顔に生えている毛、また脇毛やその他の体毛につくシラミ。

●感染がひどいときは、青い斑が太ももと胴の部分に出ることがある。下着やシーツにできる茶色いしみは、シラミの糞によるもの。
●感染した部分に強いかゆみが出る。

●●●シラミ寄生症の診断●●●

頭皮についている卵の確認で診断は完了します。頭髪を片側から順次分けて確認し、次に前から後ろへと分けながら確認します。分け目の頭皮は、明るい光の下でチェックしてください〈Adamsほか, 1996〉。

●●●シラミ寄生症の管理●●●

治療法には、一般的な治療と代替療法があります。

■ウェットコーミング

通常と同じ方法で髪を洗いますが、コンディショナーをたっぷりつけます。髪を目の細かい櫛で根本からとかします。もしシラミが見つかったら、3日から4日おきにこの方法で髪をとかしてください。2週間続けます。まつげについているシラミは、1日2回、ワセリンをまつげにつけて取り除きます。これを8日間続けてください〈Adamsほか, 1996〉。

■殺虫剤

殺虫剤にはマラチオン、フェノトリン、ペルメトリン、カルバリルがあります。製品によっては、潜在的な神経毒性のあるリンデンを含むため、医師の指示がない限り使用しないでください。(掻き壊して) 開いた傷口のある小児は、けいれんを誘発するに充分なリンデンを吸収してしまいます。

■電気コーム

乾いた髪に使います。要領は、ウェットコーミングと同じです。このコームが発する電流によってシラミは麻痺し、やがて毛から落ちてしまいます〈Thompson, 1998〉。

■自然療法について

●ラベンダーやティートリーの精油の効果については、ほとんど調査がなされていない。また、これらの精油が頻繁に使われたり、使用量を誤ったりした際に、毒性がないのかどうかも明らかになっていない。

●精油によっては、アレルギーの原因となったり、妊娠中に使用すると危険なものもあるので、注意深く使用する。予防法として精油を用いるのは勧められない〈Thompson, 1998〉。

●酢と消毒アルコールを１対１の割合で混ぜたものが使用できる〈AshwillとDroske, 1997〉。

シラミ寄生症の患児のケアをおこなう人への指導事項

自宅でシラミ寄生症の小児のケアをおこなう人に、殺虫剤の使用法について明確な情報を与えてあげなければなりません。

●殺虫剤はシラミが見つかった場合に限って使い、予防法として使用しないでください。抗シラミ用スプレーは、小児には決して使わないでください。

●シラミを探すときは、プラスチックの櫛を使用します。髪の根本に逆毛を立てるように櫛を使うと、もっとも効率的にシラミが取れます。

●シラミ除去用シャンプーには、殺虫剤ほどの効果はありません。

●頭皮全体に確実に行き渡るよう、ローションをつけるときは、一度に少なくとも50mlは使用します。乾いた髪を小束に分けて、束にローションを数滴つけ、その部分の頭皮と髪に、ローションを指先でむらなく広げます。この要領で、頭皮全体にローションを塗ってください。

●もしシラミが、ローションを洗い流したあと、またはその2日後に再び見つかったら、その殺虫剤に抵抗力があるシラミとも考えられます。その場合は、ウェットコーミングや成分の異なるシラミ取り製品を試してみます。もし使用したローションにフェノトリンかペルメトリンが含まれていたなら、別の製品を試すときは、このいずれかの成分の使われていないものにします。その理由は、この２種類は同じ殺虫剤のグループに属するため、効果に変わりがないからです。また、１週間後にもう一度ローションをつけ、生き残っているシラミや卵を退治する方法もお勧めします。

●マラチオンやカルバリルの含まれた製品は、１週間に1度のペースで３週間の使用を限度としてください。

●誤った殺虫剤使用による危険を避けるために、説明書をよく読んでおきます。

●シラミを持っている子の使ったシーツ類は、湯で洗い、高温で乾燥させます。水洗いできない物はドライクリーニングするか、３週間ポリ袋に入れて密封します。櫛やブラシは15分間熱湯につけ、家の中もすみずみまで掃除をして、シラミを取り除きます。

●子どもに帽子、ヘアピース、ブラシ、櫛、ヘアクリップ、ヘアバンドを他人と共用しないように話してきかせます。

● ７－10日後に、再感染していないか確認したほうがよいでしょう。もしかゆみで眠りが妨げられたり、１週間経ってもかゆみが収まらなかったり、引っかき傷に感染が見られたら、医師の診察を受けます。

疥癬《かいせん》

疥癬は、長い間小児の健康問題の原因となってきた伝染性の皮膚病です〈Bolyardほか, 1998〉。

●●●疥癬の病理●●●

疥癬は、寄生ダニ (Sarcoptes scabei) の感染によって引き起こされます。メスのダニが表皮に穴を掘って進み、卵を産んで、その穴で4－5週間後に死にます。この卵は3－5日後にかえり、幼虫は皮膚表面に移動して成熟し、その生命を終えます。このダニと卵と排泄物が、小児に強いかゆみをもたらします。疥癬の合併症のひとつは、伝染性膿痂疹（とびひ）ですが、これについては後ほど述べます。

●●●疥癬の病因●●●

疥癬は、感染者と密接な個人的接触をすることでうつります。ベッドを共用したり、混み合った生活環境では、疥癬をお互いに移し合うことになりがちです。疥癬を起こすダニは、ヒトの皮膚から離れると、3日間しか生きられません。ですから、シーツ類や衣類によって間接的に疥癬がうつることはまれです。疥癬の広がりは集団、年齢層、共同体を問いませんが、もっとも感染の多い年齢層は幼児で、もっとも多い感染場所は未就学児の保育施設です〈Bolyardなど, 1998〉。

●●●疥癬の臨床症状●●●

●特に夜間、強いかゆみが出る。小児は不機嫌になったり、熟睡できず、両手と両脚をこすり合わせる動作をする。

●ダニの掘った穴（細い、灰色の糸状の線）は目に見えない。疥癬は擦過傷や炎症をともなうため、見えにくくなる。

●丘疹、小水疱、小結節が見られる。皮膚症状が、湿疹や鱗片状の斑に似ていることもある。症状の出ている場所でもっとも多いものは、手首、指間、ひじ、へそ、脇の下、脚の付け根、お尻。乳児では、頭、首、手のひら、足の裏もこれに含まれる。

●皮膚の傷は、通常、引っかいた部分の二次感染が原因。

●疥癬は、一般に一家庭で２人以上が感染している〈Potter と Perry, 1997〉。

●●●疥癬の診断●●●

診断は、患部の皮膚をはがして行った検査で確定します。疥癬は診断しにくく、ダニの穴が、必ずしも見つかるわけではありません。特に強いかゆみがなければ、家族にかゆみが出ていないかを確認します〈Bolyard ほか, 1998〉。

●●●疥癬の管理●●●

局所的なローションの塗布で治療します。家族全員および感染者と密接な接触のある人も同時に治療したほうがよいでしょう。保育園、幼稚園の園児も、この中に含まれます。接触者が妊娠中である場合は、注意が必要です。このローションは、マラチオン、リンデン、クロタミトン、ペルメトリンのいずれかがベースに使われているのが一般的です。リンデンには神経毒性があるため、2歳未満の小児には使わないでください。マラチオンは、生後6ヶ月未満の乳児には、医師の監督のもとで使用してください。ペルメトリンは、生後2ヶ月未満の新生児には使用すべきでなく、2歳未満では、医師の監督のもとで使用してください〈Figueroaほか, 1998〉。

ローションを塗る前に入浴する必要はありません。入浴したあとに塗ると、殺虫用ローションの血中への吸収量が増えて、有害な場合があります。このローションは、首から下の皮膚の表面にくまなく塗ったほうがよいでしょう。手足の指の間、耳の後ろ、爪の下も忘れないようにしてください。ローションの説明書をよく読んで、その薬が顔にもつけられるものかどうか確かめなければなりません。治療中に手を洗ったときはローションを塗り直すようにします。低年齢児には手袋をはめて殺虫剤をなめさせないよう注意します。ローションを塗れば、小児では、24時間ほどで症状がなくなりますが、丘疹が残り、数週間かゆみが続くことがあります。治療の失敗は、処方されたローションの使用法が正しくなかった場合がほとんどです〈PotterとPerry, 1997〉。

疥癬の患児のケアをおこなう人への指導事項

●患児の使ったシーツ類は、湯で洗います。

●使用期限まで、ローションは保管しておきます。

●治療後もかゆみは続くことを、ケアをおこなう人にきちんと伝えなくてはなりません。神経毒性を生じる危険性があるので、かゆみが消えないからと、ローションを繰り返し塗らないよう伝えてください。

●重い症例では、繰り返しローションを塗らなくてはならない場合もありますが、医師の診察を受けずに、ローションを再使用しないように伝えます。

伝染性膿痂疹《のうかしん》（とびひ）

伝染性膿痂疹は、小児にもっとも多い皮膚の感染症です。

●●●伝染性膿痂疹の病態生理●●●

虫さされ、疥癬、皮膚炎などで皮膚の破れた部分から感染します。潜伏期間は7－10日間です。非常に感染力の強い疾患で、身体の他の部分にも広がりますし、感染した小児と接触した人や、同じ用具、設備を使用した人にもうつります。この感染が好発する条件は、好ましくない衛生習慣や混み合った生活環境、さらに高温多湿です。膿痂疹の傷は、治療すれば12－14日間で治癒します〈PotterとPerry, 1997〉。

●●●伝染性膿痂疹の病因●●●

原因は、黄色ブドウ球菌（Staphylococcus aureus）やA群溶血性レンサ球菌、また、この2種類が組み合わさった場合もあります。伝染性膿痂疹の原因の大半を占めているのは、黄色ブドウ球菌です。季節的には、湿度の高い時期にもっとも流行します。よちよち歩きのころから小学校入学前までの小児にもっとも多く感染が見られます。

●●●伝染性膿痂疹の臨床症状●●●

●もっとも多いのは、小さな紅斑が、間もなく複数の小水疱になったり、大きな水疱に変わるタイプです。この水疱はたやすく破れ、漿液性の液体を滲出させます。
●次に多いのは、厚ぼったいハチミツ色のかさぶたができるタイプです。このかさぶたは傷に軽くくっついており、かさぶたをはがすと見える皮膚表面の傷からは、容易に出血します。
●傷にはかゆみがあります。傷跡が残ることはまれですが、傷をいじった場合は跡が残ることがあります。
●傷は、口と鼻のまわりに出るのが一般的ですが、手足に出ることもあります。
●患児の傷の大きさや分布を確認します。もし傷に対して抗生物質療法を受けるなら、アレルギーの徴候が出な

伝染性膿痂疹の皮膚症状は、主に口と鼻の周囲に出るが、手足に出ることもある。

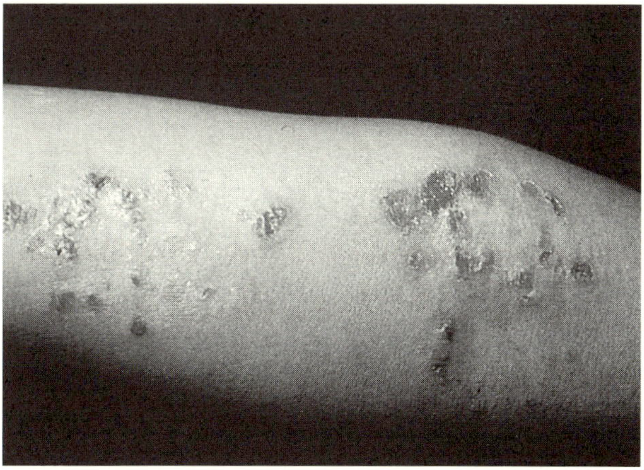

いか見守るべきです。もし原因がレンサ球菌なら、目のまわりに浮腫が見られたり、血尿の症状が出ていないか観察してください。なぜならレンサ球菌への感染に続いて、急性の糸球体腎炎を発症することがあるからです〈Thompson, 1998〉。

●●●伝染性膿痂疹の診断●●●

通常は、傷の視覚的な印象によって診断がなされます。皮膚の剥離と培養は、治療の効果が上がらない場合のみ行われるのが一般的です。もし培養を行わなければならないなら、皮膚の傷の下か、傷の中にある漿液から検体を採取します〈Adamsほか, 1996〉。

●●●伝染性膿痂疹の管理●●●

抗生物質の局所的な塗布と服用によって治療します。傷を、ぬるま湯でたびたび洗って、かさぶたを取り除くようにしてください。そのあとで局所用軟膏を塗布します。膿痂疹の重い症例では、抗生物質を内服します。エリスロマイシンかジクロキサシリンが通常使用されます。感染が広範囲に広がっていたり、内臓にも感染があるなら、静脈点滴による抗生剤の投与をおこないます。レンサ球菌による膿痂疹に抗生物質による治療を行っても糸球体腎炎は予防できませんが、傷の治癒を助けます〈McDonaldとSmith, 1998〉。

徹底した手洗いと入念な衛生管理が、感染の広がりを防ぐためには欠かせません〈PotterとPerry, 1997〉。

●小児は、患部を引っ掻いたあとに他の部分の皮膚に触れて、感染を広げてしまう。

●手指の爪はいつも短く切り、殺菌作用のある洗浄剤で手を頻繁に洗う。

●家族は感染児と同じ生活用品を共用しない。

●感染児は、抗生物質の内服や点滴による治療を始めてから１－２日間、もしくは抗生物質の軟膏の塗布を始めてから２日間は登校を控える。

●処方せんどおり、抗生物質を一定期間に確実に使用するよう、感染児の保護者に促す。

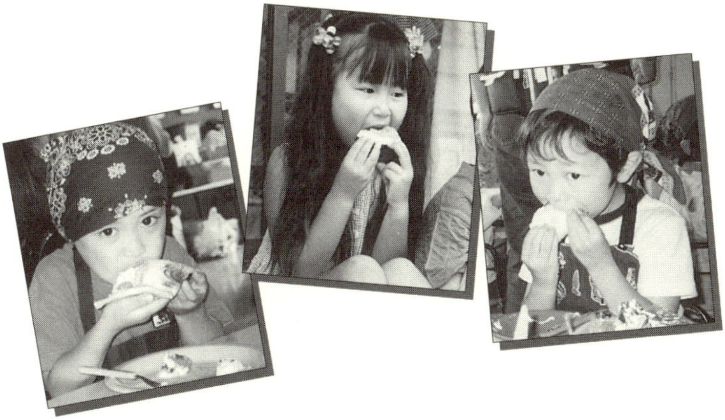

第12章
麻疹(はしか)／突発性発疹症

Measles(rubeora)and Roseola Infantum

麻疹は急性の伝染病で、その経過は3段階に分けられます〈Katzほか, 1998〉。

1. 潜伏期は、およそ10－12日間。この間に何らかの症状が出たとしても軽度です。

2. 前駆期の特徴として挙げられるのは、ほおの内側や咽頭の粘膜に出るコプリック斑、微熱から中度の発熱、軽い結膜炎、鼻のカタル症状と、次第に激しくなる咳です。

3. 最終段階では、多数の斑丘疹が顔、首、胴体、腕、脚を覆うように出ます。麻疹の経過で高熱が出るのは、通常この段階です。

●●●麻疹の病因●●●

麻疹は、パラミクソウイルス科の麻疹ウイルス属に区分されるRNAウイルスの一種です。単一の抗原型のみ知られています。前駆期間と発疹が現れるとき、鼻咽頭からの排出物や血液や尿から、このウイルスが検出されます。麻疹ウイルスは、室温で24時間以上生き続けることができます〈RudolphとHoffman, 1987〉。

麻疹の病態生理

小児の感染原因は次のいずれかです。直接的接触、ウイルスの上気道への吸入、間接的接触による結膜嚢《のう》からの感染、感染者から飛んできた飛沫。侵入門では、短時間で局所的にウイルスが増殖し、限定的にウイルスが広がります。このあとウイルス血症が起こり、血流に乗って遠く離れた場所に運ばれたウイルスは、リンパ組織内で活発に複製をおこないます。さらに、持続期間の長い２度目のウイルス血症が起こり、麻疹ウイルスはいっそう広範囲に広がります。この時点（感染してから９－10日後）から発疹が出始めるまでの間に体内のウイルスが検知され、尿や血液検査で発見されます。小児の感染者がもっとも他人にうつしやすいのはこの時期です。

発疹の出現（感染から約14日目）と供に、ウイルスの複製はスローダウンし、16日目までには、尿からウイルスを分離しづらい状態になります〈Behrmanほか, 1992〉。

麻疹の臨床症状

麻疹ウイルスが体内に侵入して約10日後に、呼吸器症状が出始めます。鼻水や咳、発熱が見られるでしょう。結膜炎や羞明《しゅうめい》の症状が出ることもあります。コプリック斑は、発疹が出始める２日前に現れます。青白い斑点で、基底部は赤く、咽頭の粘膜に見られます。この斑点は約

３日間続いて消えます。麻疹による発疹は、耳の後ろ、生え際、額、首の上部から出始めることが多く、足の方向に向かって広がっていきます。麻疹の発疹には次の特徴があります。

- 赤い
- ６－７日間続く
- 押すと、たやすく赤味が消える
- 疾患が進むと茶色に変わる

母親から受けた抗体をまだ持っている生後９ヶ月までの乳児やガンマグロブリン注射による免疫を得ている小児が、限定性の麻疹にかかることがあります――この場合は、前駆期が短く、ごく軽い症状で済みます。コプリック斑も出ないか、出たとしてもごくわずかです。

麻疹の不活性ワクチンの投与を受けている小児が、非定型的な麻疹にかかることがあります。この場合は、頭痛、発熱、痰のからまない咳、胸の痛みが突然始まります。多くは、コプリック斑が見られません。発疹は、典型的な麻疹に比べて黄色っぽく、四肢の末端から出始めます。身体の上部に向かって広がっていきますが、乳首の位置から上には出ません。四肢にはむくみが出たり、肝臓と脾臓が肥大する場合があります〈Katzほか, 1998〉。

麻疹の診断

一般に総合的な所見で行われ、確定診断に臨床検査が必要なケースは多くありません。前駆期なら、ウイルスは鼻粘液の塗抹検査で見つかります。このウイルスは、組織培養で分離でき、血清抗体価に上昇が見られます。

関連するリンパ球増加症にともない、白血球数は減少しがちです。麻疹による発疹を、川崎病、アデノウイルス、髄膜炎菌血症、薬疹のような他の発疹とは区別しなければなりません。

麻疹の合併症

■ウイルス性の合併症

次のものがあります。

●喉頭気管気管支炎

●細気管支炎、間質性肺炎

●角結膜炎

●心筋炎

●腸間膜リンパ腺炎、または虫垂炎

●脳脊髄炎

●亜急性硬化性汎《はん》脳炎をはじめとする、中枢神経系の合併症

■細菌性の合併症

次のものがあります。

●中耳炎

●副鼻腔炎、乳様突起炎

●肺炎

●壊疽性口内炎

●癲症〈Behrmanほか, 1992〉

■因果関係が未解明のもの

上記の合併症には、次の疾患も含まれると考えられます。血小板減少性紫斑病、結核、嚢胞性繊維症やネフローゼ症候群の悪化〈Mottほか, 1990〉。

●●●麻疹の管理●●●

治療は支持的です。合併症をともなわない麻疹には特定の治療法はありません。床上安静にし、明るい光を避け、水分補給と解熱法をおこなうことを勧めます。呼吸機能が低下することがあるので、湿度を高め、気道を広げる助けが必要です。酸素吸入が必要になる場合もあります。特定の殺菌剤を使って、細菌への二次感染を治療してください。ビタミンAが罹患率と死亡率を下げることがわかっているので、ビタミンAの摂取をお勧めします。ビタミンAには、細胞の完全性を高めて、免疫力をつける働きがあります〈Wong, 1993〉。

麻疹に感染している小児の呼吸器を隔離するために、マスクを着用させ、密接な接触をおこなう他の人への感染を防ぎます。感染者と接触したあとは、手洗いを行ってください〈Adamsほか, 1996〉。

麻疹の広がりが疑われる際は、その生活共同体での予防治療が勧められます。初回の麻疹の予防接種は、通常小児が18ヶ月の時点で行われますが、抗体獲得は100%

ではなく、免疫効果は時間の経過とともに弱まっていきます。学童期に再接種を受けるのはそのためです。

生ワクチンの使用は、妊娠中の女性と、結核の治療を受けていない小児には勧められません。白血病にかかっていたり、免疫抑制治療を行っている小児には、生ワクチンは禁忌です。その理由は、生ワクチンによって慢性および持続性の感染症、例えば肺炎にかかる危険性に子どもをさらすことになるからです。もし感染しやすい小児が麻疹の感染者と接触した場合は、接触後できるだけ早く麻疹の免疫グロブリン注射を受けたほうがよいでしょう〈Katzほか, 1998〉。

突発性発疹症（バラ疹）

突発性発疹症（バラ疹）は、ヒトヘルペスウイルス６型によって引き起こされます。1986年に山西博士が、このウイルスを発見しました。現在では、突発性発疹症への関与が考えられる他のウイルスが出現しています〈CunhaとJohnson, 1995〉。

●●●突発性発疹症（バラ疹）の臨床症状●●●

突発性発疹症（バラ疹）のもっとも多い臨床例は、生後６－18ヶ月の年齢群です。小児は、一般に毒性反応を起こしませんが、次のような症状を呈する場合があります。

●高熱、倦怠感、易刺激性が見られますが、概して活動的で機敏〈StevensonとBrooke, 1994〉。

●間欠性または持続性の熱が３－５日間続く。
●咳
●腹痛
●頭痛
●嘔吐
●下痢

熱は３日から５日後に下がり、続いて数時間から数日中に、発疹が現れます。この発疹はローズピンクで、斑点状の丘疹です（押すと赤味が消える）。首と胴を中心に出現し、白っぽい輪に囲まれていることもあります。この発疹は、24－48時間で消えます〈Mottほか, 1990〉。

乳児の背部に出現した突発性発疹症による発疹

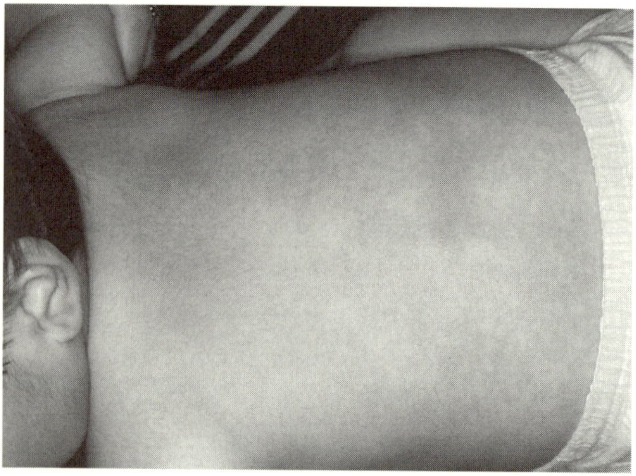

●●●突発性発疹症の管理●●●

治療は支持的です。けいれんを起こしやすい小児には、解熱法をおこなうことをお勧めします。解熱法をおこなうとけいれんが起きた場合も、早く落ち着きます〈Wong, 1993〉。

突発性発疹症の合併症

合併症は確かにありますが、その頻度や合併症を起こしやすい素因については、まだよくわかっていません。けいれんを起こし、半身不随、脳炎、軽度麻痺、精神遅滞が引き起こされた例がごく少数あります〈Breese-Hall, 1996〉。

第13章 流行性耳下腺炎（おたふく風邪）

Mumps

流行性耳下腺炎とは、耳下腺炎の来理によって特徴づけられることの多い全身性の感染症です。この感染症に対する予防ワクチン接種が広まったため、20世紀前半に比べて、あまり見られなくなった感染症です〈Katzほか, 1998〉。

●●●流行性耳下腺炎の病因●●●

原因となる病原体は、パラミクソウイルスで、空気に乗った飛沫や唾液によって感染が広がります。尿という可能性もあります。潜伏期間は通常16－18日間ですが、25日間も続くことがあります。感染者は、耳下腺の腫れが始まる48時間前から、腫れ始めた９日後まで感染力があると考えてください。病院で感染が認められたときは、院内感染が蔓延していることも考えられます。感染しても無症状の場合が多いことと、耳下腺炎の症状が出始める前から感染力があるという理由から、発症した小児を隔離するという方法だけで感染の広がりを防ぐのは、たいへん困難です〈Mottほか, 1990〉。

●●●流行性耳下腺炎の臨床症状●●●

激しい全身性の症状が出る小児は多くありません。３－４日間は熱が出ることもあります。耳下腺の腫れが、多くのケースでは疾患の最初の徴候です。腫れは、７－10日間続き、片側だけ腫れる場合と両側とも腫れる場合があります。耳下腺だけでなく顎下《がっか》腺も腫れたり、または耳下腺は腫れず顎下腺のみ腫れることがあります。耳下腺が腫れると不快感があり、頭痛をともなうことがあります。小児によっては、腹痛を訴えるかもしれません。その理由は、すい臓や女の子の卵巣が犯されているからです〈Wong, 1993〉。流行性耳下腺炎の大半のケースは、医療面で特別な注意を払う必要がありません。耳下腺の腫れも見られず、ごく軽い症状しか出ないからです(Katzほか, 1998)。

●●●流行性耳下腺炎の診断●●●

流行性耳下腺炎にかかっても、必ずしも耳下腺が腫れるとは限りません。また、耳下腺が腫れていても、一概にこの疾患にかかっているとは言えません。このウイルスは、喉の拭い液で確認でき、尿や脊髄液内から分離することができます〈Wong, 1993〉。

●●●流行性耳下腺炎の管理●●●

合併症をともなわない流行性耳下腺炎で必要なのは、対症療法だけです。マスクの着用は、耳下腺の腫れが出始めてから、9日後まで必要です。睾丸炎を起こしたら、ベッドで安静にし、氷嚢などを当てて断続的に冷やしたり、精神的なサポートをします。中枢神経系が犯された場合に起こる髄膜脊髄脳炎では、次の症状が現れます。

●発熱
●頭痛
●吐き気と嘔吐
●項部硬直
●知覚変化

患児には対症的な治療をおこないます。回復は、概して順調です。

流行性耳下腺炎が流行しているときは、予防管理を考えます。そのためのワクチンが2種類あります。

受動的：高力価の流行性耳下腺炎ガンマグロブリンには、この疾患の予防や合併症を起こしにくくする効果はありません。
能動的：ワクチンの接種を受けた小児が、熱を出したり、他の臨床徴候を示すことはまずありません。ワクチン接種を受けた小児はウイルスを排出しないので、他の小児にうつす心配はありません〈AshwillとDroske, 1997〉。

流行性耳下腺炎の合併症

感染初期に起こるウイルス血症が、全身的な合併症と関連しています。

Katzら〈1998〉によれば、合併症には次のものがあります。

●髄膜脊髄脳炎
●睾丸炎、副睾丸炎
●卵巣炎
●すい炎
●腎炎
●甲状腺炎
●心筋炎
●乳腺炎
●難聴と目の合併症
●関節炎
●血小板減少症
●流行性耳下腺炎による胎児障害

流行性耳下腺炎にかかった小児の看護法

●発症の状況について詳しく訊き、患児の耳と喉を調べることが大切です。体温や全般的な体調を調べるのはもとより、首のリンパ節の状態を記録しておいてください。神経系の評価もおこないます。男児では、睾丸の状態も確認します。

●合併症を起こしていない限り、小児の入院は特に必要ありません。入院後は、医療機関の方針によっては、患児の隔離をしなければなりません。何よりも、手洗いが大切です。汚染されたシーツなどは、医療機関の方針に従って処置してください。この疾患は空気感染なので、家族やお見舞いにきた人には、充分手洗いをするよう指導してください。患児にくしゃみや咳の症状が出ている間は、患児の鼻と口を覆うよう家族に指導します。

●一般に、小児が流行性耳下腺炎にかかっても、重い症状は出ません。しかし不快な症状はあるでしょう。解熱剤や鎮痛剤を用いて体調を管理する方法もありますし、首に温湿布または冷湿布を当てると効果的な場合もあります。食事をすると喉が痛むので、食事にふさわしいのは柔らかく、さっぱりとした食べ物です。酸味、辛みのある物は避けてください。

●感染力のある間は、感染者を隔離しなければなりません。隔離されている間、その子の興味に従って、様々な遊びができるようにしてあげてください。症状が出ている間は、ベッドで休むと効果的です。

●睾丸炎を起こしている男児は、ベッドで休ませ、氷嚢で冷やし、陰嚢を支持したほうがよいでしょう。両親に対する精神的なサポートも必要です。生殖機能が損なわれるのでは、という心配が、ストレスの源になることがあります。

●疾患の経過や、発症の可能性がある合併症についての保護者への指導を、強化するべきだと思います。感染の拡大防止、また患児の免疫の維持について付加的な指導をする必要性が多々あります〈Adamsほか, 1996〉。

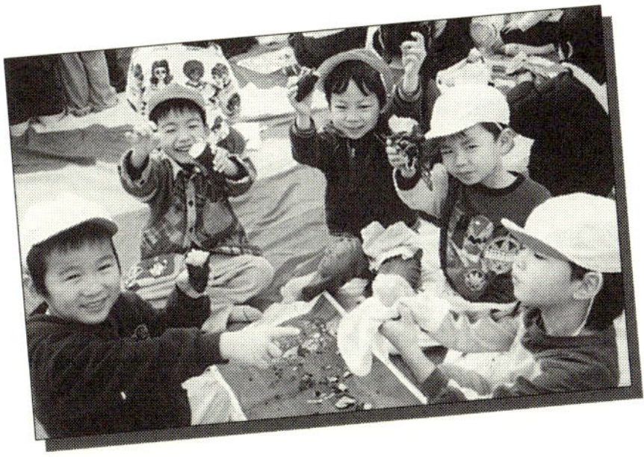

第14章 百日咳

Pertussis

　百日咳は、気道の伝染病です。その特徴は激しい咳の発作で、もっとも激しいときは、息が詰まったり、息を吸うたびに喘鳴がします。「ヒュー」という喘鳴（whoop）の音から、英語ではwhooping coughと呼ばれています。狭まった声門に無理に空気を引き込むために、このような音が出ます。英語で百日咳はpertussisとも呼ばれますが、これは強烈な咳という意味です。こちらの呼び名がほうがふさわしいと思えるのですが、その理由は百日咳にかかった小児のすべてに喘鳴が起きるわけではないからです。百日咳では、母親からの受動免疫を受けないため、乳児はこの疾患にたいへんかかりやすく、乳児が感染すると死亡する率が高くなります〈Wong, 1993〉。

●●●百日咳の病因●●●

　原因となる病原体は、百日咳菌（Bordetella pertussis）です。1900年に、BordetとGengouが最初にこの病原体を分離しましたが、百日咳菌が研究室内で培養され、その特性が明らかになったのは1906年のことです。百日咳は、感染者の激しい咳によって飛び散った飛沫や飛沫核を介して広がります〈Mottほか, 1990〉。

●●●百日咳の臨床症状●●●

潜伏期間は６－20日です。その後、臨床症状が現れて３段階の経過をたどります。

1．カタル期

持続期間は数日です。透明の粘液状の鼻水、鼻づまり、くしゃみの症状に続き、時おり咳が出ます。カタル期の症状は風邪と何ら違いありません。ですから、家族の誰かに喘鳴をともなう症状が出ていない限り、その子が風邪以外の病気にかかっているのでは、と疑う余地はありません。その後、咳がより持続的で激しくなります。特に夜は悪化します。痰は、厚みがあって粘り気が強く、大量です。この分泌物の中で、百日咳菌が大増殖しています。

2.痙咳《けいがい》期

この前のカタル期がなく、急に痙咳期に入るケースはまれです。発作は明らかにそれとわかり、激しく長い咳が出ます。発作は数分間続きます。この疾患の重症度は、咳の発作の頻度で判断します。生後６ヶ月を過ぎた小児では、咳の発作が出ている間、その子が息を吸うと、特徴的な「ヒュー」音が聞こえるはずです。発作の終わりごろ、飲み込んでしまった分泌物を吐き出すことがよくあります。激しい咳のために顔面が紅潮し、頭と首の静脈が拡張します。また顔面の点状出血、目の周囲の浮腫、結膜下と強膜に出血が見られることがあります。生後数ヶ月の乳児や虚弱な乳児では、喘鳴のないことがありますが、ぐったりし、嘔吐のあとに嘔吐物を吸い込んで、意識を失うことが多く、結果的に酸素欠乏症による脳障害や死に至ることがあります。痙咳期は、２－３日から１ヶ月続き、さらに長引くこともあります。咳は徐々に収まり、発作がなくなります。

3. 回復期

咳発作に代わって持続的な咳が出始めると、この段階に入ります。最長で１ヶ月続き、咳の症状はゆっくりと回復していきます。

百日咳が疑われる小児に対して、予防接種歴および感染の可能性を充分に把握しなくてはなりません。看護師は次の事項についても質問します。

- 来院までの症状
- 咳の状態
- 分泌物
- チアノーゼの発作
- 小児の活動状態

評価の際は、呼吸、体液、栄養、排泄、神経系の状態を調べてください〈AshwillとDroske, 1997〉。

流行性耳下腺炎の合併症

■化膿性の合併症

百日咳は、通常発熱しないので、熱が上がってきたら気道の二次感染を疑います。急性の中耳炎は、副鼻腔炎と同様に多い合併症です。

■非化膿性の合併症

激しい咳の発作による胸郭内圧の亢進、低酸素症、持続的な嘔吐によって静脈血のうっ血や点状出血、また鼻出血をともなう低酸素血症が引き起こされます。時にはけいれんと脳症を起こします。胸郭内圧が亢進すると、横隔膜の破裂、へそヘルニア、鼠径《そけい》ヘルニア、直腸脱につながることがわかっています。肺炎はよく見られる合併症です。また、無気肺、肺気腫、気胸など重篤度の異なる呼吸器の合併症もあります。百日咳による死亡の第一原因は、この疾患によって引き起こされる呼吸器系の合併症です。咳による嘔吐はテタニー（強直性けいれん）をともなう代謝性アルカローシスにつながることがあります〈Behrmanほか, 1992〉。

●●●百日咳の診断●●●

適切な培地で培養した鼻咽頭の拭い液から百日咳菌を検出できれば、診断が確定します。培養から5日後に増殖数は最大となりますが、7日を過ぎるまで陰性との判断は避けて、保管しておきます。血液検査による血清診断をおこなう場合もあります〈Wong, 1993〉。

小児が厄介な咳を訴える場合、とりわけ咳の発作を繰り返したり、咳が夜間ひどくなるときは、百日咳への感染を疑います。この他に、百日咳にかかった人と最近接触したことがあるか、居住地域で百日咳が流行しているか、またその子の免疫が不充分か、という点が目安となります〈RudolphとHoffman, 1987〉。

鑑別診断で念頭におかねばならない疾患に、ウイルス性呼吸器感染があります。生後4ヶ月未満の乳児に起こるクラミジア性肺炎も、百日咳と誤診されがちです。異物が原因の閉塞や嚢胞性繊維症も百日咳と間違われることがあります。

●●●百日咳の管理●●●

一般に乳児では、入院と支持的ケアが必要です。乳児期を過ぎた小児では、自宅で療養したほうがよいかもしれません。乳児は、マスクで鼻と口を覆い、呼吸器の状態をきめ細かく監視しなければなりません。

カタル期には抗生物質を勧めますが、感染が進行している場合は、ほとんど効果がありません。抗生物質の中では、エリスロマイシンを選びます。コルチコステロイドやアルブテロールが、咳の発作を楽にするために用いられます〈Mottほか, 1990〉。

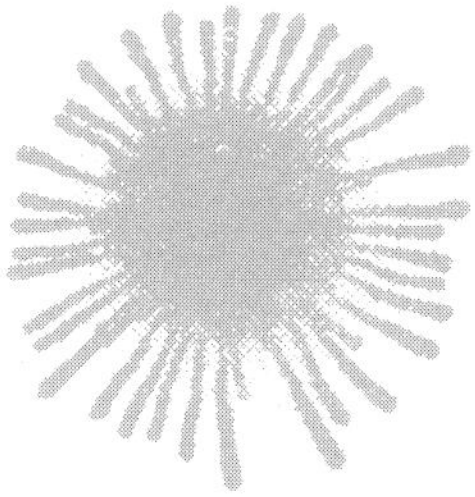

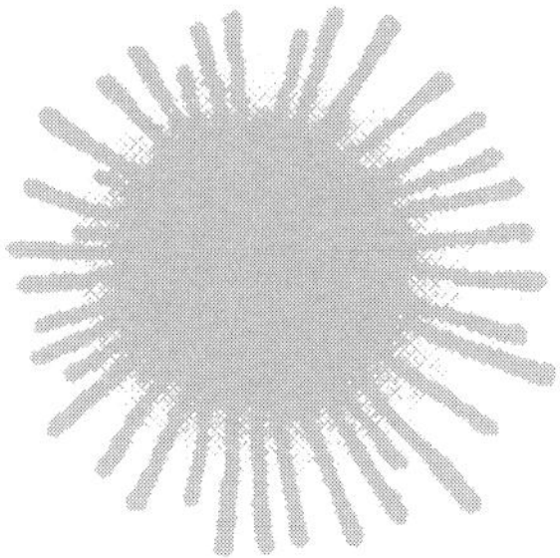

百日咳にかかっている小児の看護法

看護は概して支持的です。

●症状の激しい期間は、パルスオキシメーターで心肺機能の監視をおこないます。酸素濃度計の限界値をシフトごとにチェックしてください。モニターのアラームが鳴ると家族の不安をあおることがあるので、モニターの仕組みを家族に説明しましょう。酸素吸入器は、緊急の場合に備えて、ベッドの脇に用意しておきます。患児に酸素療法が必要なときは、家族にその旨説明します。発作が出ている間は、酸素量を綿密にチェックします。この発作は見ていて恐くなることがあるので、家族に心配しないよう伝える必要があります。

●小児は、騒音や恐怖心から咳を悪化させることがありますので、静かな環境を保つようにしてください。百日咳の感染児には休息が大切ですので、気晴らしのための遊びは必要ですが、疲れさせてはいけません。

●小児の栄養面での必要性にも注意を払います。少量の食事を何度も取る方法がよいでしょう。特に小さい子にはそうしてください。その理由は、大量の食事を取ると疲れてしまうからです。食事で栄養が取れないときは、胃管や点滴による栄養法を考えるべきかもしれません。嘔吐が続くときは、口内のケアも必要です。

●保護者へのサポートや指導も重要です。親は深い苦悩を処理するためのサポートを求めています。とりわけ我が子に予防接種を受けさせない選択をした保護者は苦しみを抱えています〈Adamsほか, 1996〉。

百日咳の患児のケアをおこなう人への指導事項

●患児が体力を維持できるよう、おとなしい遊びをさせます。

●氷やレモネードなどで、水分摂取を勧めてください。

●加湿器を持っていなければ、シャワーの湯で蒸気の上がった浴室に患児を入れ、湿った空気を吸わせます。

●まとまった量の食事を与えるよりも、少量をたびたび食べさせるようにします。

●他人への感染を防ぐために、充分な手洗いが重要です。

●親は、注意が必要な徴候や症状について、知識を得ておく必要があります〈Wong, 1993〉。

第15章 RSウイルスによる気道感染症（細気管支炎）

Respiratory Syncytial Virus Bronchiolitis(RSV)

細気管支炎とは、細気管支に起こる炎症で、1歳未満の小児が入院する原因の50％を占めています〈AshwillとDroske, 1997〉。RSウイルス（respiratory syneytial virus）の発見は1956年で、鼻感冒にかかったチンパンジーから分離されました（Katzほか, 1998）。

RSウイルス感染症の病因

RSウイルス感染症の流行は世界各地で見られますが、いかなる地域でも、幼児期を過ぎた年齢層になると、血清検査で陰性を示す人を見つけるのは困難です。これは、乳幼児にとって、もっとも重大なウイルス性呼吸器疾患を起こす病原体です。この疾患にかかるピークの年齢は、生後1年未満であり、もっとも深刻な症状が見られるのは、生後6ヶ月までです。新生児期の罹患者は多くありませんが、新生児の集団内で流行したことがあります。

RSウイルス感染症は、冬の終わり頃と早春に流行しますが、熱帯地域では流行のパターンがはっきりしません〈Behrmanほか, 1992〉。RSウイルスによる細気管支炎と肺炎は、女児よりも男児がかかりやすく、その比率は1.5：1です。感染率には、民族的な相違はありません。下気道の疾患は、低年齢児に起こり、通常は、社会経済的に下層のグループに属し、混み合った環境で生活する小児に起こります。

RSウイルスへの感染

RSウイルスは、空気に乗った飛沫を含む、分泌物との密接な接触または直接的接触によって感染します〈Schwartz, 1995〉。RSウイルスは、紙や皮膚の上では最長１時間、ベビーベッドやその他の通気性のないものの表面では最長で６時間生き続けます。空気感染ではないのに、非常に感染力が強く、主に手から感染が広がります〈AshwillとDroske, 1997〉。

ウイルスと標的細胞との間でランダムな衝突が起きた結果、通常は結膜か鼻粘膜上皮を通じて感染します。このあとウイルスは、細胞に付着し統合されると、主に細胞から細胞への移動という手段で、上皮に沿って広がります。その後、感染した細胞が融合して、シンシチア（syncytic）と呼ばれる大きな塊を形成します。この過程から、シンシチウム・ウイルスと名付けられました〈PurrsellとGould, 1997〉。感染から発症までの潜伏期間は、平均で4日間ですが、3－7日間の幅があります。このウイルスは、疾患の重症度と小児の免疫の状態次第で、3日から4週間、分泌物内で生き続けます〈Schwartz, 1995〉。

このウイルスの感染経路を理解していると、看護師は、院内感染を防ぐ必要な予防措置が取れますし、感染予防のために不必要に多くの制限をかける事態を避けられます。RSウイルスへの感染は、主に感染者の分泌物やくしゃみや咳による飛沫と接触することが原因です。このウイルスは広範囲に伝播しません。感染している分泌物を触った手で、目や鼻に触れてしまう自家接種によって、感染が広がります。RSウイルスは、口からは感染しにくいので、マスクをつけても感染予防にはなりません〈PurrsellとGould, 1997〉。

集団看護、ガウンと手袋の着用、指導、以上すべてを実践した結果、院内感染の抑制に効果が上がりました。手袋の着用を基本とするか否かについては意見が分かれるところです。なぜなら、洗浄剤を使って手洗いすれば、ウイルスは死滅するからです。集団看護が勧められますが、迅速にウイルスを特定するための検査を準備したり、この検査に頼ること自体が難しい場合もあります。もし患児がRSウイルスにかかっている疑いがあるなら、隔離という予防措置を取って、感染の拡大を最小限に抑える必要があると思われます〈PurrsellとGould, 1997〉。

RSウイルス感染症の病態生理

RSウイルスによる気管支炎では、細気管支が腫れ、粘液がたまって細気管支がふさがります。乳児の細気管支はたいへん細いため、すぐに閉塞状態に陥ります。気道が狭くなっているので、息を吸ったり吐いたりする度に、気道に対する抵抗が高まります。息を吐いている間、細気管支が収縮するので、肺は空気が溜まり過度に膨らみます。万一、気道の閉塞によって空気が通り道を失い、溜まった空気が再び吸収されれば、無気肺が引き起こされます。ガスの正常な交換ができず、乳児は低酸素血症を起こします。さらに呼吸器のアルカローシス（アルカリ血症）へと進む子もいますが、多くは、代謝性アシドーシス（酸化血症）を起こします。気管支炎の乳児は、発症後48－72時間以内にもっとも症状が激しくなり、回復は段階的です〈Wong, 1993〉。

急性のRSウイルス感染後、肺機能の異常は数年間続きます。肺機能の状態は、動脈血のガス濃度で調べられます。細気管支炎と、その後に発症する慢性的な喘息との関係を調査する研究が、現在進行中です。明確な細気管支炎を経験した小児の約40%は、その後に喘息を発症しています。その発症因子は、喘息を起こしやすい体質の子に喘鳴を誘発する、強力な刺激物質だと考えられています。成人の慢性的な肺疾患では、ウイルスがひとつの要因である可能性が指摘されています〈Schwartz, 1995〉。

RSウイルス感染症の予兆

次のような条件の小児は、RSウイルスに感染しやすくなります。

●未熟児

●新生児期に酸素吸入を必要とした。

●先天的な心疾患（特に肺血流が増加し、チアノーゼを起こす心臓病）がある。

●慢性的な肺疾患、とりわけ、気管支肺の形成異常から嚢胞《のうほう》性線維症を起こしている小児に顕著。

●免疫低下状態。臓器移植や化学療法を受けた場合、また先天性の好中球減少症の場合も含む。

5歳までは、女児よりも男児のほうがRSウイルスに感染しやすく、病状の管理のために入院を必要とするケースも男児のほうが多くなっています〈PurrsellとGould, 1997〉。下気道のRSウイルス感染がなぜ女児よりも男児に多いのかは、解剖組織上の理由があると考えられます。男子は概して女子より気道が狭く、肺壁と胸壁の弾力性に関係する伝導性が低下しやすいためです〈Wong, 1993〉。

RSウイルスの感染率に影響を及ぼす環境要因は、「密集」です。ひと部屋を、乳児を含めて3人以上で共用すると、乳児が感染する危険性が増します。混み合った保育施設では、乳児、とりわけ7－9ヶ月の小児がRSウイルスに感染しやすくなります。

●●●RSウイルス感染症の臨床症状●●●

小児における、RSウイルス感染の最初のサインは、鼻漏と咽頭炎です。同時に咳が出る場合もありますが、多くは、鼻漏が始まってから１－３日後に咳が出始めます。この期間、くしゃみや微熱が出ることもあります。咳が出始めると間もなく、ゼーゼーとした喘鳴が聞こえるようになります。軽症では、喘鳴に至らない場合もあります。聴診すると、広汎性のラ音やゼーゼー音が聴かれます。一般に、鼻漏と発熱は、完治するまで続きます〈Behrmanほか, 1992〉。

疾患が進行すれば、次のような臨床症状が現れてきます。

●咳、喘鳴、空気飢餓（呼吸困難）の悪化。
●胸部の過膨張。
●ろっ骨間とろっ骨下の収縮が起きる。
●鼻翼呼吸が見られ、呼吸機能の低下が著しい。
●呼吸回数が増し、チアノーゼが起きる。

以下は、生命に関わる重症の徴候です。

●中枢性チアノーゼ。
●呼吸回数が１分間で70回を越える頻呼吸。
●嗜眠。
●無呼吸期がある。

この段階で胸部が過度に膨張し、聴診しても雑音が聴かれないかもしれませんが、これは、酸素と二酸化炭素の交換が不充分なためです。呼吸回数が増して、吸ったり、飲み込んだりしにくくなるため、飲食が困難になります〈AshwillとDroske, 1997〉。

RSウイルスによる細気管支炎で入院している小児の胸部X線写真では、症例の約10%には異常が見られません。しかし、空気の封じ込められた状態、すなわち胸部の過度な膨張は、症例の50%に見られます。気管支周囲の肥厚や間質性肺炎は、症例の50－80%に見られ、部分的な肺組織の硬化は症例の10－20%に見られます。胸水はまれです。RSウイルス感染の進行が、肺炎の進行に非常に似ているケースもあります。この場合、前駆症状の鼻漏と咳に続いて、呼吸困難、食事を受け付けない、嗜眠の症状があれば、RSウイルスによる細気管支炎との診断がつくでしょう〈Behrmanほか, 1992〉。

RSウイルスによる細気管支炎の場合、発熱の度合いは一様でなく、高熱から、最高で41度までの異常高熱まで個人差があります〈AshwillとDroske, 1997〉。発疹と結膜炎を起こすケースも、ごくまれにあります。低年齢児、とりわけ未熟児の場合は、たとえ軽い細気管支炎の場合でも、断続的に呼吸したり無呼吸期があるのが一般的な兆候です。乳幼児突然死症候群に含まれる死亡数のうち少数は、RSウイルス感染によるものと考えられています〈Behrmanほか, 1992〉。

●●●RSウイルス感染症の診断●●●

RSウイルスの確定診断用の検査は、呼吸器の分泌物内にあるウイルス、すなわち抗原を分離する微生物検査だけです。ウイルスの培養、または抗原検査に進む前に、実施に当たっての問題、対コスト効果、得た情報が臨床上意義があるのか、という点について考慮しなければなりません。ウイルスの培養、または抗原検査実施を検討すべき条件として、次の事項が挙げられます。

●流行期ではないのにRSウイルス感染が疑われる。
●比較的短期間で症状が再発した。
●ラバビリン療法を検討している。

検体の採取方法として、感度の点から、鼻咽頭拭い液よりも、鼻咽頭洗浄液（鼻咽頭吸引液とも呼ばれる）のほうが適切です。ウイルス培養や抗原検査によるRSウイルス感染の確認は、一般に、呼吸器症状のために入院加療が必要な小児に限っておこなわれます。

RSウイルス感染の大半のケースでは、通常の検査をおこなっても、最小限の情報しか得ることができません。まず、白血球数は微増か正常値であり、白血球成分の構成比についても正常か、若干左右にシフトする程度です。この疾患が確立されると、リンパ球増加症をともなう白血球数の減少が見られる場合があります。細菌培養をおこなっても、ほとんど役立ちません〈Wong, 1993〉。

非侵襲性の血中酸素飽和度測定器（パルスオキシメーター）の使用が、RSウイルス感染の重症度を計る最適な方法であり、大半の小児に対しては、呼吸機能の低下を観察するよりも、より効果的な評価ツールになるようです。休息時、または飲食時に、室内の空気の95%未満の酸素量を示すと、重症のRSウイルス感染を意味します。一般に、感染が軽度の場合は、胸部X線写真では異常が見つかりません。重度のRSウイルス感染を起こしている小児の約半数は、このX線写真によって、空気の封鎖、つまり胸部の過度の膨張や、気管支周囲の肥厚、肺炎が確認されます。

頻呼吸や喘鳴の症状がある0歳児では、喘息、肺炎、うっ血性心不全との鑑別を考慮しなければなりません〈Schwartz, 1995〉。

●●●RSウイルス感染症の管理●●●

上気道の症状のみといった合併症のないRSウイルス感染は、自宅で治療できるでしょう。この場合は、支持療法を組み合わせて治療します。例えば水分摂取量を増やす、空気を加湿する、解熱剤を用るといった方法で、症状をやわらげ、体温を下げます。もし自宅で治療することが決まれば、24時間以内に再び診察を受けることが大切です。パルスオキシメーターによる血中の酸素飽和度の測定を、初診時と再診時に必ず実施します〈Schwartz, 1995〉。

外来患者の治療で重要なのは、保護者の経済力を把握することです。保護者の置かれている社会的な状況は、保護者の信用度を計るうえで考慮に入れなければなりません。それは、病状の確認のために再度子どもを病院に連れてくる気があるか、それとも悪化した場合だけにするか、という点にも関わってくる問題です。保護者は、患児の呼吸器の働きを全般的にチェックすると同時に、保湿状態を確認しなければなりません。

もし感染児の容体が悪化したら、入院を考えます。次の条件のいずれかに当てはまれば、入院をお勧めします。

●ろっ骨の収縮から判断して、激しい呼吸困難がある。
●鼻翼呼吸と、呻吟呼吸。
●呼吸回数が、１分間で70回を越える。
●無呼吸、またはチアノーゼ
●脱水症状を起こしているか、経口での飲食物摂取が困難。
●上記の症状の比較的穏やかなもの（先行する別の症状がある場合）

予後

RSウイルス感染で入院した小児の死亡率は約２％です。予後が好ましくないのは、未熟児や乳幼児、また神経・筋肉、肺、心臓血管、免疫のいずれかの系統に疾患のある小児です〈Behrmanほか, 1992〉。

RSウイルスに感染している小児の看護法

●持続的に血中酸素濃度を計り、加湿した酸素を投与して、生命にかかわる徴候の指標とします。酸素濃度は、93－95％を保てるようにします。

●呼吸機能の評価に当たっては、呼吸困難の状況を把握（頻呼吸、無呼吸、ろっ骨の収縮、チアノーゼ、鼻翼呼吸）し、呼吸にともなう雑音の聴診も行わなければなりません。呼吸器の評価を継続しておこない、急性期は1時間おきに記録を取ります。また、急性期には無呼吸の監視もおこなわねばなりません。看護師がモニターをチェックして、アラームが確実にセットされていることを確認しておけば、無呼吸期間が記録されます。

●容体をきめ細かく確認するために、患児のベッドをナースステーションのそばに配置します。

●RSウイルス、または抗体の有無を確認するための検査をおこないます。

●胸部X線写真を撮り、気胸、気縦隔、無気肺、細菌性肺炎の可能性を排除します。

●脱水の徴候を確認します。具体的には、粘膜の乾き、尿の減少、泉門の陥没、体重の減少がないかどうか確認します。このときの所見次第で、静脈点滴による水分補給、または鼻腔からの栄養補給をおこなって、血液量を正常にする必要が出てくるかもしれません。体温が上昇すると、不感蒸泄量、すなわち体表からの自然な水分喪失が増えますので、頻繁に検温します。保育器内の温度だけでなく、保育器内、チューブ内、ベッドの上の湿度も確認します。同時に乳児の保湿状態もチェックします。

●リバビリン療法を考えてください。リバビリンは抗ウイルス薬であり、通常は次の状態にある場合のみ適用されます。すなわち、先天性の心臓病や気管支肺の形成異常、または嚢包性繊維症の小児。呼吸器症状の悪化が見られ、低酸素症と炭素過剰症をともなう小児。未熟児。免疫抑制されている小児。リバビリンには副作用がほとんどありませんが、この薬剤は非霊長類においては突然変異を誘発することがあるので、妊娠中の女性にはお勧めできません。抗生物質は、細菌感染が疑われる場合に限って使用してください〈AshwillとDroske, 1997〉。

RSウイルス感染症の患児のケアをおこなう人への指導事項

看護師は、RSウイルスにかかっている小児のケアを自宅でおこなう保護者に指導をおこないましょう。

●呼吸困難の徴候と症状には、次のものがあります。頻呼吸(呼吸が速くなる)、胸部の収縮(呼吸にともなって胸部が縮む)、チアノーゼ(皮膚と粘膜が青ざめた色になる)。

●患児の寝室には加湿器を置き、空気を湿らせます。

●スチーム吸入器は、やけどの危険があるので使わないでください。加湿器にぬるま湯を注ぎ、温かい蒸気を吸わせてあげてください。

●粘液は、球形のスポイトを使って吸入します。片方の鼻の穴に微温の塩水を3滴たらしてやわらかくしてから、1分後にスポイトで分泌物を吸入する方法で左右ともおこなってください。

●水分の摂取を勧めます。飲食が進まない場合は、少量ずつ何度も食べさせるか、母乳を少量ずつ何度も与える方法をお勧めします。もし咳込んで吐いてしまったら、もう一度食べさせたほうがよいでしょう。遊びを取り入れて、水分を摂らせるようにします。例えば、小さなカップやティーポットを使ってティーパーティーをするなどして、水分の摂取をすすめます。

●呼吸器疾患の小児がいる場所では、喫煙は避けてください。

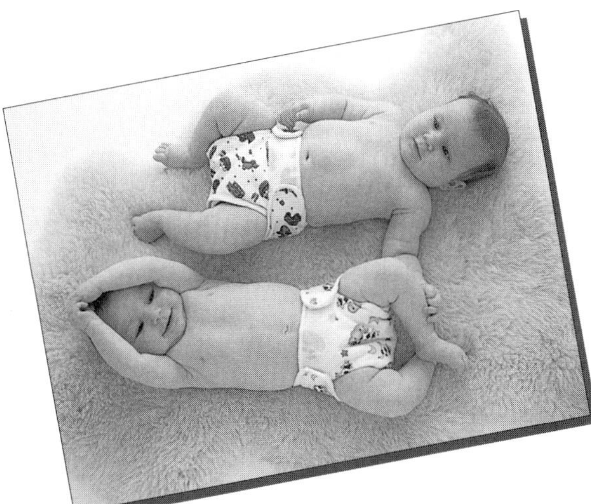

第16章 結核（TB）

Tuberculosis

地球上の人口の３人に１人は結核菌（Mycobacterium tuberculosis）に感染していると考えられています。進行中の結核患者のうち、毎年７－８百万人が治療を受け、毎年、３百万人が死亡しています〈Ginsberg, 1998〉。結核の発生数は20世紀半ばに減少しましたが、再び増加に転じ、1985年に世界保健機構（WHO）は結核の世界的な流行を発表しました。

結核の病因

進行中の結核患者は、咳やくしゃみをしたときに小滴を空気中に発散させています。この細菌を載せた小滴（飛沫）の核を吸い込んだあと、細気管支と肺胞内の肺組織が感染を起こすと、結核にかかります〈Adamsほか, 1996〉。

Wong〈1993〉によれば、小児が結核に感染する危険性があるのは、次のような人と密接に接触した場合です。

●HIV感染者
●静脈注射によるドラッグ使用者
●貧困状態にあったり医療知識を持たない都市生活者
●ケア施設の居住者

小児が感染する危険性は、次の要因によって増加します。
●別の結核患者と接触した。
●持病があったり、免疫力が抑制されている、または HIVに感染している。
●栄養状態が悪い。
●乳児、もしくは青年期である。
●白人を除く民族や人種に属す。
●標準以下の生活環境にある。
●獄中生活をしている（青年期の場合）。

●●●結核の病態生理●●●

結核感染の主要な原因は、肺結核にかかっている成人の咳やくしゃみによって汚染された小滴を吸い込むことです。

病原体が付着するもっとも一般的な場所は気道です。この細菌は、肺組織、肺胞、局部的なリンパ節内で増殖します。２－10週間の潜伏期間を経て、過敏症を引き起こします。この時点で、感染している小児は皮膚検査で陽性反応を示すでしょう。感染児の大半は、この最初の皮膚検査時には、何の症状もありません〈Katzほか, 1998〉。

進行性の結核は、臨床症状の現れ方で慢性の結核感染と区別します。結核を発症する危険性は生涯で5－10％あり、危険な時期は感染から2年間です。感染から発症までの期間は、数ヶ月から数年まで幅があります。治療していない感染は休眠状態にあり、健康な人は発病の段階に到達しないのが一般的です。小児の免疫反応で、結核菌の増殖と感染の拡大を充分防げます。もし宿主の反応が充分なら、結核菌は阻止され、結核結節は治癒して石灰化します。もし病変が癒えず、防御されることもなかったら、病変は肥大し、他の組織に広がったり、血液に侵入したり、中耳、脳、腎臓、骨、関節、皮膚に広がります〈Behrmanほか, 1992〉。

結核は宿主の組織を破壊します。結核菌が増殖すると、組織をひどく傷つけるため、感染した部分の中心が膿汁に変わります。この膿汁が気道へ逃げると、痰として咳で排出され、肺に小さい穴が開きます（空洞形成）。この痰は非常に強い感染力があります。小児の場合、空洞形成する肺結核を発症することはほとんどありませんが、空洞形成を起こした場合のみ、感染力が強くなります。初期の肺結核にかかっている小児の感染力は強くありません。その理由は、病変が小さく、咳もほとんど出ないか、まったく出ないからです〈Behrmanほか, 1992〉。

●●●結核の臨床症状●●●

3－15歳の場合

●無症状（不顕性感染）が一般的。

●胸部X線写真では異常が見られない。
●皮膚検査が唯一の判断材料となる。

小児によっては次の症状が出ます。
●倦怠感
●発熱
●若干の咳
●体重の減少や食欲減退
●感染している場所によって、リンパ節症や、特定の症状が現れる。

結核感染が疑われる小児を評価する際は、上記の事項を評価すると同時に、最近接触した人を確かめる必要があります〈KingとTomasic, 1999〉。

●●●結核の診断●●●

皮膚検査は、結核感染が疑われる小児の選別と検査をおこなう最初の手段です。大半の小児は、感染から３－６週間後には皮膚の検査で陽性反応が出ますが、中には反応が出るのが感染から３ヶ月間後というケースもあります。ツベルクリンの陽性反応は、たとえ結核の治療を受けても、生涯持続するのが一般的です。

検査には２種類の抗原準備法があります。旧ツベルクリン（OT）と精製無蛋白ツベルクリン（PPD）です。どちらも効能を保つには冷暗所での保存が必要です。皮膚の検査はツベルクリン皮内検査（皮膚マントー試験）か、穿孔式ツベルクリン検査でおこないます。検査の実施と判定は、医療ケアの専門家に委ねます。判定は、硬結（固くなる）を基準にします。紅斑（赤味）ではありません。結果は、ミリメートルで記録し、「陽性」、「陰性」とは書きません。ツベルクリン検査を繰り返し行っても、結核に感染していない人は反応せず、その後ツベルクリン検査を受けた際に、陽性反応を引き起こすことはありません〈KingとTomasic, 1999〉。

ツベルクリン検査結果の解釈

最近では、皮膚に15mm以上の硬結部が見られた場合、陽性の徴候と判断しています。陽性と判定された中には、認知されている危険因子を持たない小児も含まれます。４歳未満の小児や、慢性疾患にかかっていたり、結核にかかりやすい環境要因にある小児では、硬結部が10mm以上で、陽性とみなします。ハイリスクのグループに対しては、５mm超の反応でも陽性と判断します。ツベルクリン検査で陰性の反応が出ても、結核に感染しているケースもあります。とりわけ幼年児には注意が必要です〈Katzほか, 1998〉。

ツベルクリン検査で陽性の結果が出たら、胸部X線撮影、喀痰検査、塗抹標本検査をおこないます。小児が痰を吐き出さずに飲み込んでしまうときは、胃の洗浄をおこなうこともあります。感染が疑われる小児に対しては、あらゆる社会的接触も含めて、充分な問診をおこなうべきでしょう〈Katzほか, 1998〉。

●●●結核の管理●●●

結核の管理には次の事項が含まれます。

●投薬によって、結核菌を死滅させる。

●栄養を与えて免疫力を高める。

●免疫力のいっそうの低下を招かないよう、別の感染症にかからないようにする。

入院が必要かどうかの判断基準は次のとおりです。

●症状は重いか

●年齢

●継続して検査をおこなう必要があるか

●社会的な状況

結核感染者の発病予防にイソニアジドを投与します。治療を開始する前に、胸部X線撮影をおこなわなければなりません。イソニアジドは、小児では９ヶ月間投与するのが一般的です。HIVに感染している小児には12ヶ月間の投与が必要です。

もし感染児に耐性結核菌が発見されたら、リファンピシンを９ヶ月投与する方法が勧められます。もし感染児やケアをおこなう人が、９ヶ月間、連日薬を服用しそうもなかったら、患児の地元の医療ケア従事者に協力を求めなくてはなりません。おそらく訪問看護師か、その民族のヘルスワーカーに依頼することになるでしょう〈Adamsほか, 1996〉。

とりわけ、2つの問題が懸念されます。オーストラリアに入国してきた不法移民の増加。そして、投薬法に応じない患者間での多剤耐性結核が世界的に増加している点です〈Ginsberg, 1998〉。実際、発症後の結核治療をおこなううえで、もっとも大きな問題は、患者が正しく薬の服用を行わないことです。薬の種類が複数になると患者が混乱を起こしやすいため、ここ数年、複数の結核治療薬を含有した錠剤が開発されています〈KingとTomasic, 1999〉。結核菌が薬剤耐性菌に変異しやすいことも、治療を複雑化させます。薬剤耐性菌の問題は深刻化しつつあり、患者が薬を正しく服用しないことも、薬剤耐性結核を引き起こす原因となっています。もし多種類の薬剤耐性が進めば、治療は無効であり、病巣部の外科的切除もひとつの方法として考えられます〈Mottほか, 1990〉。

BCGは、結核予防に有効な唯一のワクチンですが、このワクチンが与える免疫効果にはばらつきがあります〈Mottほか, 1990〉。

結核の予防

結核感染を予防する重要な要素として、接触先をたどる方法が挙げられます。大半の小児は、家族から感染していますので、感染を防ぐ最良の方法は、誰が感染源なのかを特定し、その人にも結核治療を施すことです。

予防法には次のものもあります。

●感染者の隔離。

●家庭で結核感染者と接触する人も薬を服用する。

●ハイリスク群に属する人は、BCGワクチン接種を受ける。

定期的に小児のスクリーニングをおこなえば、感染者が早期発見できます。ハイリスクのグループに属する小児には、年に１度検査を受けさせるべきでしょう。小児が結核感染者と接触したときも、検査を受けさせます。もし検査結果が陰性だったら、10週間後に再検査を受けます。感染者と持続的に接触している小児の場合は、３ヶ月おきに検査が必要です〈Katzほか, 1998〉。

結核に感染している小児に対する看護法

●患児の呼吸器の状態を、重症度に従って２－４時間毎に評価します。

●もし咳が出るなら、咳と痰の状態を記録しておきます。小児は、粘液を吐き出さずに飲み込んでしまいがちです。粘液を飲み込むと吐き気を催しやすく、嘔吐が管理上の問題になることがあります。痰を吐き出しやすくする助けとして、理学療法が勧められます。

●皮膚の色、活動状態、呼吸音を記録します。

●結核の感染児は感染力をもたない場合が多いので、隔離されることはほとんどありません。しかし感染者が増加している地域や、患児の症状がたいへん重いときは、院内感染を防ぐために隔離が必要になります。肺結核に感染している小児や成人で、痰の培養によって原因菌が好酸性であることが判明した場合は、投薬治療の開始後、痰の培養によって、結核菌数の減少が認められるまで、隔離すべきでしょう。感染児は、薬を服用している限り、登校しても構いません。

●栄養価の高い食生活を心がけます。小児の場合食欲が落ち、かなり体重が減ることがあるため、感染児の状態によっては、保護者や看護師は、患児にもっともふさわしい食事について、栄養士に指導を受けたほうがよいかもしれません。

●感染児には、定期的な休息や静かに過ごす時間が必要です。ビデオを見たり本を読んだり、という静かな遊びをお勧めします。

●看護師の重要な役割は、患児のケアをおこなう人に、投薬治療の重要性を指導することです。小児に何ら症状がなくても、病原菌は休眠しているだけ、という事実を家族に知ってもらわなければなりません。家族は、治療を最後まで続ける重要性を理解する必要があります〈Wong, 1993〉。

結核患児のケアをおこなう人への指導事項

Wong〈1993〉は、結核感染児の家族に伝えるべきこととして、感染者には休息と充分な栄養が大切であること、薬を正しく服用すること、一定期間の投薬治療を最後までおこなう重要性の三点を指摘しています。他者への結核感染を防ぐためには、家族全員に次の事項を周知させなければなりません。

- 咳をしているときは、感染児の口と鼻をティッシュで覆います。
- 汚染されたティッシュは焼却します。
- 唾液や痰で汚染された物に触れるときは、衛生面に注意し、手洗いも充分おこなう必要があります。
- できれば使い捨ての用具を使います（ハンカチの代わりにティッシュを使うなど）。
- 汚染された物品は、５分間煮沸するか12時間日光に当てて殺菌します。

第17章 水痘・帯状疱疹

Varicella Zoster Infections
(Chickenpox/Shingles)

水痘は、幼年でかかる感染症で、ヘルペス・ウイルスの一種である、水痘帯状疱疹ウイルスの初感染による疾患です。成人に見られる帯状疱疹は、休眠していたウイルスが活性化したために起こる二次感染です〈Braun, 1996〉。

水痘・帯状疱疹の病因

一生のうち、最初の10年間に、90％の小児が水痘にかかります。小学校入学前に、小児のほぼ半数が水痘にかかっています。それほど感染性の高い疾患なのです。オーストラリアでは、水痘と確定診断されると、該当する州または地区の健康管理部門に通知しなければなりません。感染児の家庭では、感受性者の90％近くが感染します。水痘の潜伏期間はおよそ14日間で、感染者の90％が家庭で感染者に接触したあと11－20日後に発症しています。発疹が出始めた１日後から、感染力があると考えられています〈Bolyardほか, 1998〉。このウイルスは、気道分泌物から特定することが難しく、検査で立証することができません。健康な小児では、感染力のある期間は、皮膚に発疹が出てから、かさぶたで覆われるまでのおよそ５日間です。免疫抑制されている小児や攻撃的なウイルスにかかっている場合は、通常よりも長期間、水疱の傷からウイルスが再生されます。この場合は、感染力が７－10日間あるとみなさなければなりません。水痘は、冬の終わりから早春にかけて流行することが多い感染症です。水痘は熱帯よりも温帯の気候下で、流行が多く見られます〈RudolphとHoffman, 1987〉。

水痘・帯状疱疹ウイルスの感染

発疹の傷に触れるという、人から人へ密接な接触で感染が広がるものと思われますが、経胎盤や空気感染も報告されています。感染児の通園、通学、合宿への参加は、発疹が出始めてから６日後またはすべての発疹がかさぶたになるまで、勧められません〈Braun, 1996〉。

水痘で入院中の患児は、発疹が出ている間、少なくとも発疹が出始めてから５日間は厳重に隔離されたスペースで療養します〈Braun, 1996〉。隔離中に看護をおこなう人は、マスク、ガウン、手袋を常に身につけておかなければなりません。汚染された身の回り品は、袋に入れてラベルをつけてから洗浄に回すか、公的機関が定めている感染症管理計画に沿って扱います。感染者と接触したあとや、他の患者と接触する前に、充分に手を洗います。水痘感染者と接触した小児は、発疹が出始めてから８－21日間は、厳重に隔離された状態で過ごさなければなりません。分娩時に、母親が水痘を発症している場合は、その母親と新生児は隔離された病室で過ごすべきでしょう。隔離法には、患児の水疱から出る分泌物からの隔離も含まれます〈AshwillとDroske, 1997〉。

入院中の隔離は、外気に対して陰圧が保たれている病室でおこなってください。この部屋の空気が病院内で再循環しないように、室内には排気ユニットを備えます。また隔離病室に続くドアは常に閉めておきます。妊娠している可能性のある健康な女性は、水痘への感染が疑われる小児とは接触しないことをお勧めします〈Behrmanほか, 1992〉。

入院中の小児で、水痘免疫グロブリン（VZIG）注射を受けている場合は、隔離期間が長くなり、感染者と接触してから28日間の隔離が必要です。VZIGは供給数に限りがあり、下記に当てはまる小児に対して接種が勧められます。VZIGによって水痘ウイルスに対する受動免疫がつき、水痘にかかる危険性がきわめて低くなるためです。

●免疫力の低下している小児。免疫抑制治療（化学療法、放射線治療、コルチコステロイドによる治療）を受けて間もない小児も含む。

●母親が分娩前の５日間に、または分娩後48時間以内に、感染者と接近している新生児。
●妊娠28週目以降に生まれた未熟児で、生後、感染者に接触した場合。
●妊娠28週目未満に生まれた未熟児。母親が感染者と接触したかどうかは問わない。

もしVZIG接種に適応するなら、ウイルス感染者との接触後できる限り速やかに投与を受けてください。遅くとも接触してから96時間以内には接種を受けます。接種方法は、筋肉注射です〈Braun, 1996〉。

●●●水痘・帯状疱疹の病態生理●●●

小児が感染すると、次の順序で発症すると考えられています。
1. ウイルスが気道粘膜から侵入し、限局的なリンパ組織内で増殖します。
2. 感染から約４－６日間、低レベルの第一次ウイルス血症がおき、肝臓、脾臓などの臓器に感染が広がってウイルスが増殖します。
3. 感染から10－12日ほどあとに、第二次ウイルス血症がおき、皮膚に発疹が出ます。発疹が出るのは、平均して感染から14日後です。

ウイルス血症は、水痘の顕著な臨床症状ですが、免疫力の低下している小児にはあまり見られません。水痘の皮膚症状は、斑点状から始まり、丘疹、水疱、膿疱、かさぶたへと数日間で進みます。大半の傷では、上皮層のみが冒されています。この傷は、真皮内の毛細管から液体がしみだして蓄積し、上皮細胞の変成で生み出された空間を満たしたものです。

水痘に一度かかると、通常は生涯免疫となります。水痘からの回復後、このウイルス感染症は臨床症状もなく、潜在的な形で持続します。そして、ウイルスが再び活性化すると、帯状疱疹を発症します。このウイルスの休眠や活性化を引き起こす要因については、まだほとんど解明されていません〈Rudolph と Hoffman, 1987〉。

●●●水痘・帯状疱疹の臨床症状●●●

水痘を発症した健康な小児の多くには、何の前駆症状もありません。発症の最初の徴候は、かゆみや水疱の出現です。水疱は通常、胴、頭皮、顔に最初に現れ、やがて四肢に広がっていきます。皮膚症状は、成熟期間ごとに異なった様相を呈し、斑点、丘疹、水疱が、同時に同じ部分に出ます。水疱は、２－３mmの大きさで表面的であり、容易につぶれます。のちに、この疾患が進むと、水疱の周囲に紅斑が見られますが、この皮膚症状にはかゆみがあるので、引っ掻き傷を作ってしまうのが一般的です。新しい発疹が４－５日間現れますが、発疹の数には個人差があります。水疱はやがてかさぶたになります。終わりごろには、かさぶただけになりますが、根強い水疱が残っている場合もあります。粘膜に発疹が出るケースは多くありませんが、時には口内に潰瘍性の傷が見られます。口内より例は少ないのですが、結膜や喉頭にも潰瘍を作ることがあります。発熱は３－４日続くのが一般的で、平均的な体温は38.5℃です。これよりも高熱だったり、発熱が長く続く場合、専門家は他の感染症を疑います。一般に、水痘は白血球数に影響を与えませんが、トランスアミナーゼ値が上昇する例が報告されています〈RudolphとHoffman, 1987〉。

水痘（上）と帯状疱疹（下）の皮膚症状と、発疹の分布

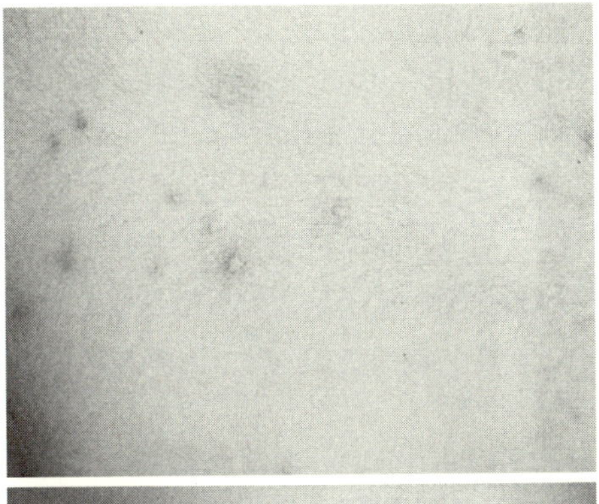

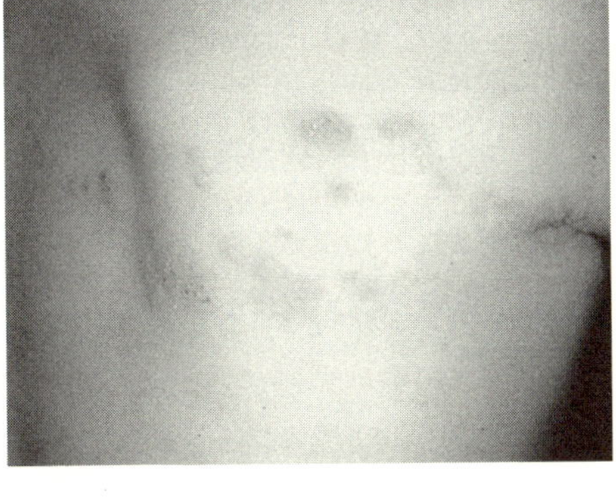

健康な小児では、軽い症状しか出ませんが、悪性腫瘍があったり、免疫力の低下している小児では、水痘が重症化する場合があります。この場合は高熱が続き、最高で41℃まで出ることがあります。発疹が出始めた日の1週間後まで熱が下がらないケースもあります。疾患の終わり頃は、四肢に出た発疹が、胴の部分の発疹よりも顕著です。この発疹は中央が陥没し、かなり深部まで冒されるのが特徴です。また肝炎、脳炎、肺炎を発症します。白血病にかかっている小児に水痘の予防や感染後の対策を取らなかった場合、約半数は水痘の重症化を経験し、20%が死に至ります。この場合の死亡原因は、主に肺疾患です〈Rudolph と Hoffman, 1987〉。

妊娠中の女性が水痘にかかると、胎児が影響を受ける場合があります。妊娠3ヶ月までに感染すると、様々な先天性奇形を引き起こすことがあり、手足の萎縮が見られるのが特徴的で、通常は皮膚瘢痕をともないます。感染した胎児は、母体内での成長が遅れます。脳皮質の萎縮や小頭症も多く見られます。自律神経系の障害によって、括約筋のコントロールが困難だったり、腸閉塞やホーナー症候群を起こすこともあります。眼の異常では、白内障、微少視床、脈絡網膜炎が挙げられます。感染児は、一般に生後1年以内に死亡します。生命をとりとめた小児にも重い神経系の障害が残るのが一般的で、広範囲な運動障害と知的障害をもちます。ただし、母親の感染によって胎児がダメージを受ける危険性は高くありません。妊娠中いずれの期間であれ、水痘にかかった母親から生まれた小児や生後数ヶ月の間に水痘にかかった乳児は、生後数年間、帯状疱疹にかかるリスクが高くなります〈Krugmanほか, 1998〉。

水痘・帯状疱疹の診断

一般に、水痘は容易に診断できます。冬の終わりか早春の時期に流行し、感染児には何らかの病的徴候があり、特徴的な発疹が見られます。水痘の場合、感染元は容易に特定できます〈PotterとPerry, 1997〉。

水痘帯状疱疹ウイルス感染が、次のように誤診されることがあります。

- 広範囲な単純ヘルペス
- 伝染性膿痂疹
- 他のウイルス性発疹
- 虫さされ
- 疥癬

水痘と区別しなければならない疾患の中でもっとも重要なものは天然痘ですが、今日では診断の際に考慮する必要性がなくなりました。広範囲な単純ヘルペスは、水痘の発疹に似ていることがありますが、この２種類のウイルスでは、経過や進行に違いがあります。伝染性膿痂疹でできる水疱も水痘と似ていますが、伝染性膿痂疹の水疱は、水痘のようにかたまって出現せず、外観と分布にも違いがあり、口内の粘膜が冒されることもありません。ウイルス性発疹、例えばコックサキーウイルス、エコーウイルスなどによる発疹が、水疱状で紛らわしいことがあります。しかし、発疹のたどる経過が水痘と異なり、かさぶたができないのが一般的です。虫さされや疥癬によって水疱ができた場合も紛らわしいのですが、これらのケースでは粘膜に発疹が出ることはありません〈Braun, 1996〉。

全身に広がった帯状疱疹は、次の点で水痘と区別できます。帯状疱疹では、全身に水疱が出現する前の数日間、1－3ヶ所の皮膚分節に限局的に水疱が現れるのです。通常は、発疹の出現時、1ヶ所の皮膚分節に発疹が集中します。全身性の単純ヘルペスも水痘と混同されがちです。水痘脳炎は、ライ症候群との鑑別が難しいことがあります。ライ症候群では、血液検査で肝機能の異常が発見され、血中のアンモニア量の増加が見られます〈RudolphとHoffman, 1987〉。

ウイルスの確認のために検査を利用することもありますが、検査技師が不慣れな検査はあまり行われれません。この検査の内容としては、電子顕微鏡による直接観察、水疱液の免疫蛍光法、水疱の根本をはがしておこなうTzanck（ツァンク）塗抹標本検査があります。しかし、ウイルスの分離は、水痘の診断には実用的でないと考えられています。このウイルスは、最初の発疹が出てから最長で4日間まで水疱内に見られます。細胞変成の影響は、感染から5日後まで培養内に現れません。概して水痘ウイルスは分離が非常に難しく、診断は、身体症状の観察によって行われています〈Braun, 1996〉。

検査によるウイルスの分離が困難であれば、当然、患者への問診によって病状の経過を正確に把握しなくてはなりません。そして医療専門家は、患者に対する質問に、論理的根拠を持たなければなりません。AshwillとDroske〈1997〉は、小児が水痘ウイルスと接触したのでは、と疑われる場合、次のような質問をするよう勧めています。

●水痘にかかった人に近付いたことがありますか？
(学校、保育所、自宅内で)
●最近、身近な場所で水痘の流行がありましたか？
●水痘にかかったことがありますか？
●発疹が出る前に、微熱、倦怠感、食欲不振、上気道感染、頭痛のうちいずれかの症状がありましたか？
●発疹はどんなタイプですか？
　■赤みのある丘疹ですか？
　■発疹は水ぶくれですか？
　■かさぶたができているところがありますか？
　■発疹は胴から出始めて、顔や頭皮に広がりましたか？
　■発疹が、唇、舌、喉にも出ていますか？
　■発疹は、おむつを当てているところのように
　　局所的な炎症のある部分や、衣服で隠れている
　　部分に、ほかよりも多く出ていますか？
　■発疹にかゆみがありますか？

予後

一般に予後は良好です。死亡するケースは、主に合併症が原因です〈Behrmanほか, 1992〉。

水痘・帯状疱疹の管理

患児は、空調によって陰圧が維持された部屋で、他者と接触を避けて療養する必要があります。医療スタッフがこの隔離病室に入る際は手袋をはめます。感染児と密接な接触が必要と思われるときは、ガウンを身につけ、水痘に免疫のない医療従事者なら、マスクも着けたほうがよいでしょう。すべての発疹が乾いてかさぶたになるまで、患児は隔離された状態で過ごします〈Weberほか, 1996〉。感染児の看護スタッフは、その病院の感染管理方針に精通していなければなりません。対症療法はかゆみの緩和を主とし、必要に応じて、局所的、全身的なかゆみ止めや鎮静薬を用います。小児の手に手袋をはめたり、爪を短く切ってあげるようにすれば、傷を掻いてしまったときの悪影響を最小限にとどめることができるでしょう。衣類とシーツ類の交換は毎日おこない、殺菌のための入浴をおこなうと、細菌への二次感染を起こす確率が低く抑えられます〈Behrmanほか, 1992〉。オートミールやコーンスターチを加えたぬるま湯につかれば、かゆみがやわらぎます〈Braun, 1996〉。カラミンのように局部的に使用する製品には、皮膚の感染を悪化させるおそれがあります。なぜなら、ジクジクした皮膚にこのような製品を使うと固まってしまい、かえって小児がその部分を手でいじくってしまうからです〈PotterとPerry, 1997〉。

かゆみが激しい場合は抗ヒスタミン剤が使われることもあります。しかし、使用量や市販薬に含まれている潜在的な毒性についての知識を持っていることが重要です。局部的に塗布する抗ヒスタミン剤の中には、そのローションを全身にくまなく塗り、なおかつ抗ヒスタミン剤の服用を同時におこなうと、潜在的な毒性が引き出される場合があるので注意が必要です〈Braun, 1996〉。

もし二次感染が起きたら、抗生物質の静脈内投与が必要となります。水痘の感染児にアスピリンを使用すると、ライ症候群を発症するリスクが高まるため、症状をやわらげる必要があるときは、他の解熱剤を使用したほうがよいでしょう〈Behrmanほか, 1992〉。健康な小児でも水痘にかかって死亡する例がかなりあるのは、ライ症候群や水痘肺炎が関係しています〈Braun, 1996〉。

アシクロビルは、水痘肺炎や、免疫力が低下している小児が水痘に感染した場合の効果的な治療法です。ウイルスの増殖を妨げ、水痘の症状を抑える作用があります。しかしアシクロビルの投与を受けても隔離期間は変わらないため、健康な小児の場合、特にメリットはありません。正しい量を投与すれば肺炎の発症や他の内臓疾患を予防できます。アシクロビルで最大限の効果を上げるためには、発症から３日目までに投与を開始しなければなりません〈Behrmanほか, 1992〉。

水痘・帯状疱疹の合併症

もっとも多い合併症は、ブドウ球菌またはレンサ球菌性の蜂窩《ほうか》織炎や伝染性膿痂疹です。患部を掻いて、細菌の二次感染を起こすことが原因です。健康な小児では、肺炎を併発することはほとんどありません。水痘による神経系の合併症には次のものがあります。

●横断性脊髄炎
●視神経炎や末梢神経炎
●ギラン・バレー症候群
●無菌性髄膜炎
●脳炎

発疹の2－3日後に発症する脳炎は、急性で激症型の脳浮腫をともなうことが多々あります。脳炎で、運動失調、震え、眼振の徴候が見られる場合もあります。脳炎を起こしても、けいれんや昏睡といった中枢神経系の障害を示す症状がなければ、予後はおおむね良好です。このような合併症を起こした小児は、けいれん、精神遅滞、異常行動といった長期的な障害を抱える可能性があります。

急性小脳炎は、発疹が現れてから1週間前後で発症することが多く、全般的に予後は良好です。

ライ症候群の発症者のうち、かなりの数は、水痘から移行した患者であると言われています。

発疹が眼に及ぶと、角膜障害を起こすことがあります。

AshwillとDroske〈1997〉によれば、呼吸器の合併症には次のものがあります。

●ウイルス性、または細菌性の肺炎
●上気道感染
●中耳炎

水痘によって引き起こされる様々な血液学的症状が明らかになってきました。血小板減少性紫斑病もそのひとつです。

まれな合併症として、睾丸炎、関節炎、腎炎が挙げられます〈RudolphとHoffman, 1987〉。

水痘・帯状疱疹の患児のケアをおこなう人への指導事項

●水痘にかかった小児の大半は、自宅で療養します。患児は、このウイルスに感受性があると思われるすべての人から隔離します（免疫力の低下している人や、高齢者、妊娠中の女性）。保護者は、学校や保育施設に感染を知らせてください。

●発熱しても、アスピリンを使うべきではありません。

●かゆみは、抗ヒスタミン剤や入浴法で落ち着かせることができます。爪は短く切って清潔にし、二次感染を防ぎます。看護師は、患児が快適に過ごすためには、軽くてやわらかいワンピース型の衣類や手袋を着用するよう勧めてもよいでしょう。入浴とシーツ類の洗濯を毎日おこなうと、皮膚の傷からの感染を防ぎやすくなります。

●粘膜にも発疹が出ている小児の場合、水分の状態を定期的に確認しなければなりません。氷やゼリーなど、口内の痛みをやわらげる方法で水分摂取を進めると有益です。酸味が強くざらりとした食感の食べ物は、口内を刺激することがあるので、やわらかく、蛋白な食品を選んでください。

●角膜にも発疹ができていたら、眼科を受診してください。

●療養中は、気分転換になる遊びを勧めてあげると、日常的な活動や友人から孤立した状態にある小児の助けになるでしょう。その子の体調と関心に合わせて遊びの内容を選びます。汗をかいたり、皮膚を刺激したりしない遊びを選ぶようにしてください。

●保護者は、合併症の徴候や症状について指導を受けておく必要があります。また、他人への水痘の感染を防ぐ重要性をよく理解していなければなりません。とりわけ、この疾患から合併症を起こす高いリスクを抱える人達の間で感染が広がらないよう充分注意します〈AshwillとDroske, 1997〉。

Index

索引（※同一章内で頻出する語句は最初の頁のみを表記した）

子どもの感染症ケア教本

子どもと対面、接触しているあらゆる人のための安全バイブル

著　者　タラ・ウォーカー（Tara Walker）

ノーザンリバー地区にあるニューイングランド大学で、看護学における健康科学を修め、ニューサウスウェールズ州リズモアにあるサザンクロス大学では、看護学における健康科学の優等学位および、博士号を取得。その後、小児科の看護師としての豊富な実務経験を積む。その間多くの症例を目の当たりにし、子どもの感染症に関する優れたテキストの必要性を痛感し、本書を著す。

監修者　宮脇利男（みやわきとしお）

富山医科薬科大学医学部小児科学教授。日本小児感染症学会理事。原発性免疫不全症候群に関する調査研究班主任研究者。

翻訳者　今井由美子（いまいゆみこ）

広島女学院大学英米文学科卒業。訳書に『アロマセラピー活用百科』『オーガニック美容法』『ワーキングウーマンのための出産ガイド』（いずれも産調出版）など。

発行　2005年6月10日
本体価格　980円
発行者　平野陽三
発行所　産調出版株式会社

〒169-0074 東京都新宿区北新宿3-14-8
tel.03-3363-9221 fax.03-3366-3503
http://www.gaiajapan.co.jp

印刷製本　モリモト印刷
デザイン　栗谷佳代子

写真提供／監修者、市川市和光幼稚園、『ナチュラルな赤ちゃん』『赤ちゃんを知るガイド』(産調出版)より。

ISBN 4-88282-438-8 C2047